한국의 약용식물

내 몸을 지키는 민간요법

글·사진 _ 토종약초나무 연구회

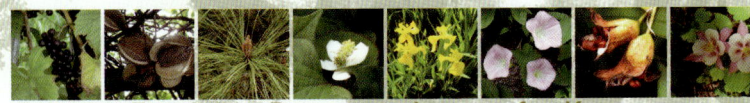

The Folk Remedy of Korea

아이템북스

머리말

지구상에 존재하는 수많은 식물 중에 각종 병을 치료할 수 있는 식물은 약 22,000여 종으로 이 약용식물들은 건강을 지키는 비밀의 열쇠이자 보고 寶庫이다.

우리나라에 자생하는 식물은 4,200여 종에 이른다. 이 중에서 식용으로 활용하는 식물은 2,500여 종, 약용은 1,200여 종, 산나물로 분류하는 것은 300여 종이나 된다.

그리고 최근 '1,000여 종의 식물영양소는 암을 일으키는 돌연변이 세포를 정상으로 복구하는 것을 도와주고 예방하고 치료를 한다.'는 사실이 과학적으로 밝혀졌을 정도로 약용식물에 대한 의학적인 연구가 활발하게 진행되고 있어 질병을 앓고 있는 환자에게 희망적이다.

이 책에는 약용식물별로 이용부위, 채취시기, 보관법, 식용 및 약용법, 약효 및 금기, 민간요법 등을 명기하였고, 우리가 지금까지 몰랐던 약용식물을 활용할 수 있는 생생한 정보들을 고스란히 담았다.

2014년 6월 1일 토종약초나무 연구회

차례

머리말 • 3

약초의 채취시기 • 7

인삼 • 8

마늘 • 10

하수오 • 12

블루베리 • 14

가시오갈피 • 16

헛개나무 • 18

개오동나무 • 20

머루 • 22

은행나무 • 24

연꽃 • 26

산사나무 • 28

삽주 • 30

매실나무 • 32

도라지 • 34

더덕 • 36

마가목 • 38

배나무 • 40

수세미오이 • 42

산초나무 • 44

산수유 • 46

자리공 • 48

호장근 • 50

방풍 • 52

천마 • 54

달맞이꽃 • 56

소나무 • 58

하눌타리 • 60

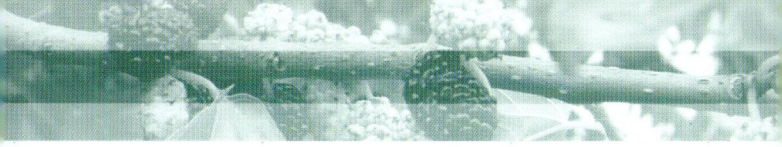

다래나무 • 62

뽕나무 • 64

으름덩굴 • 66

꾸지뽕나무 • 68

여주 • 70

지치 • 72

호랑가시나무 • 74

쇠무릎 • 76

잇꽃 • 78

골담초 • 80

개똥쑥 • 82

꿀풀 • 84

겨우살이 • 86

바위솔 • 88

부처손 • 90

주목 • 92

비수리 • 94

삼지구엽초 • 96

구기자나무 • 98

복분자 • 100

민들레 • 102

질경이 • 104

약모밀 • 106

곰취 • 108

머위 • 110

돌나물 • 112

참취 • 114

개미취 • 116

바위취 • 118

애기똥풀 • 120

엉겅퀴 • 122

쇠비름 • 124

익모초 • 126

맥문동 • 128

구절초 • 130

삼백초 • 132

새삼 • 134

둥글레 • 136

함초 • 138

석창포 • 140

접시꽃 • 142

제비꽃 • 144

수선화 • 146

앵초 • 148

강황 • 150

차례

참마 • 152
결명자 • 154
이질풀 • 156
국화 • 158
꽃향유 • 160
할미꽃 • 162
메꽃 • 164
황기 • 166
고삼 • 168
현삼 • 170
잔대 • 172
감초 • 174
천궁 • 176
천문동 • 178
으아리 • 180

고본 • 182
까마중 • 184
속새 • 186
범꼬리 • 188
삼 • 190
도꼬마리 • 192
구릿대 • 194
여뀌 • 196
당귀 • 198
양귀비 • 200
현호색 • 202

닭의장풀 • 204
박 • 206
메발톱꽃 • 208
조릿대 • 210

닥나무 • 212
때죽나무 • 214
생강나무 • 216
초피나무 • 218

담쟁이덩굴 • 220
오미자나무 • 222
가래나무 • 224
느티나무 • 226
자귀나무 • 228
엄나무 • 230
고로쇠나무 • 232
탱자나무 • 234
명자나무 • 236
병꽃나무 • 238

약초의 채취시기

약초를 채취할 때는 아무 때나 채취하는 것이 아니라 약효 성분이 가장 좋을 때 채취를 해야 한다.

식물의 뿌리를 약초로 쓸 때는 이른봄이나 늦가을에 채취하는데, 이유는 새싹의 돋기가 돋아져 나오거나 꽃이 피고 잎이 무성할 때는 약효 성분이 꽃·잎·줄기 등으로 확산되기 때문에 이른봄이나 늦가을에 채취하여 사용한다.

그러나 꽃을 쓸 때는 꽃이 아름답게 피었을 때, 단순하게 잎을 쓰거나 줄기에 약효가 있는 것은 잎이 무성할 때, 과실은 성숙되었을 때, 나무의 껍질을 쓸 때는 한 여름에 물기가 많을 때, 뿌리는 가을이나 겨울을 택하는 것이 원칙이다.

식물성 약물 중에서 봄에 새싹이 나고 꽃이 피는 시기에는 약효가 새싹이나 꽃으로 전달되기 때문에 뿌리의 약효 성분이 크게 감소한다.

인삼 Panax ginseng

- **한약명** _ 인삼人蔘
- **다른 이름** _ 신초, 인신, 인위, 지정
- **약 효** _ 항암 작용, 진정 작용, 중추 신경 흥분 작용 등

이용부위 _ 새순, 뿌리 개화시기 _ 4~5월 연한 녹색
채취시기 _ 가을 분포지역 _ 산 경사면이나 밭반 음지

▶ 채취와 보관법
一. 인삼은 봄에 채취하면 그 효능이 반감되므로 가을에 채취한다.
一. 가을에 뿌리를 캐어 잔뿌리와 겉껍질을 제거하고 말려서 쓴다.
一. 뿌리꼭지뇌두는 떼어버리고 쓴다.

▶ 민간요법
一. 인삼은 성미는 달고 약간 쓰며 따스하다. 비폐경에 들어간다. 오장의 기운부족을 낫게 하고 정신을 안정시키며 눈을 밝게 하고 지혜를 솟아나게 하며 허로손상을 낫게 한다.〈동의보감〉
一. 인삼의 효능은 첫째로 모든 허증을 보하는 것이고, 둘째로 원기를 강하게 하는 것이고, 셋째는 폐를 사하는 것이고, 넷째로 헌데 고름을 없애고 통증을 멈추게 하는 것이고, 다섯째는 비위를 강하게 하는 것이다.〈향약집성방〉
一. 간염에는 수삼+들깨가루+분유+꿀을 반죽하여 1회에 10g을 먹는다. 수삼은 간장 수치인 GOT, GPT 수치가 상승하는 것을 내려 주고 해독 기능이 뛰어나 신체허약으로 쉽게 피곤한 사람에게 좋다.
一. 자양강장에는 인삼의 성숙된 빨간 열매를 따서 물에 달여서 먹는다.

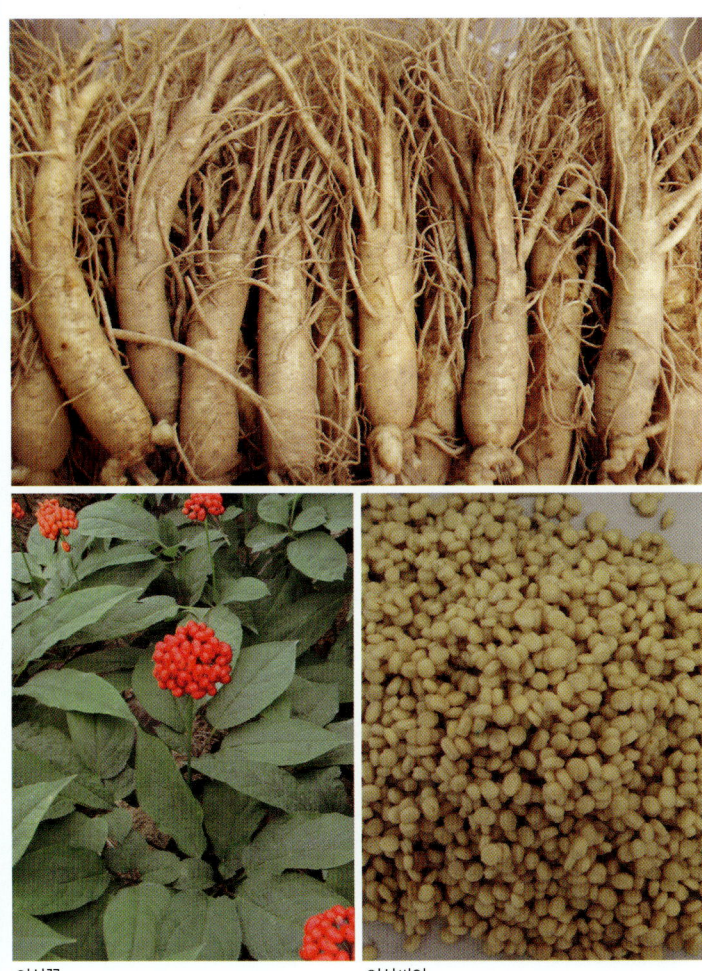

인삼꽃 인삼씨앗

마늘 Allium scorodoprasm

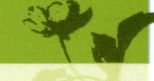

- **한약명** _ 대산大蒜 **다른 이름** _ 호산, 산채, 산산, 야산
- **약 효** _ 항암, 항균, 살균, 소염 작용 등

이용부위 _ 비늘줄기, 통마늘   개화시기 _ 7월 연한 자주색
채취시기 _ 9월   분포지역 _ 전국의 논과 밭

▶ 채취와 보관법
一. 가을에 줄기째 채취하여 그늘에 말려서 쓴다.

▶ 민간요법
一. 신맛이 있고 기가 따뜻하다. 또한 육곡肉穀을 소화시키고 해독, 산옹散雍 한다. 〈본초학〉

一. 기관지염에는 마늘을 으깨어 꿀에 반죽하여 식후에 먹는다. 마늘은 살균 작용과 항균 효과가 있어 백일해, 폐결핵에 응용한다.

一. 임신 중 감기에 걸렸을 때는 무를 썰어서 마늘과 함께 물로 달여서 마신다. 무에는 소화 효소가 풍부하다.

一. 저혈압에는 마늘+검은깨를 가루내어 꿀에 배합해서 환을 만들어 하루에 3번 식후에 20개씩 먹는다. 마늘은 몸을 덥게 하고 혈액순환을 촉진시켜 주고, 검은깨는 콩밭에 도움을 주기 때문에 기력 회복에 쓴다. 저혈압 환자는 음식을 잘 먹어야 하고, 차가운 음식이나 음료를 먹지 않는다.

一. 정력 증강에는 마늘+검은 참깨+꿀을 배합하여 가루내어 환으로 만들어 1회에 20개씩 하루에 3번 먹는다.

一. 부인의 음종陰腫에는 마늘로 산탕蒜湯을 끓여 씻는다.

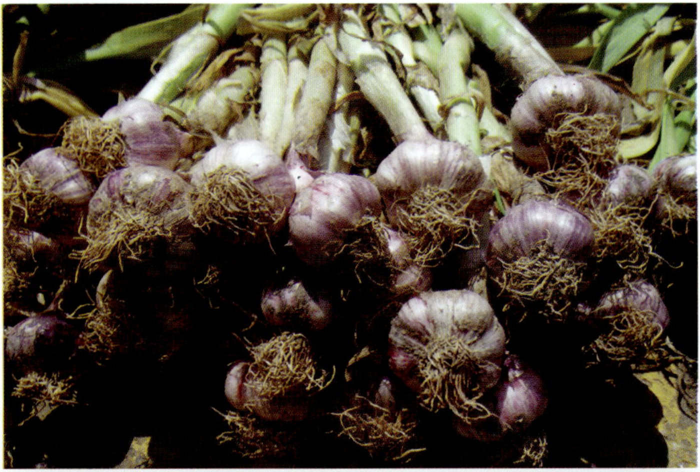

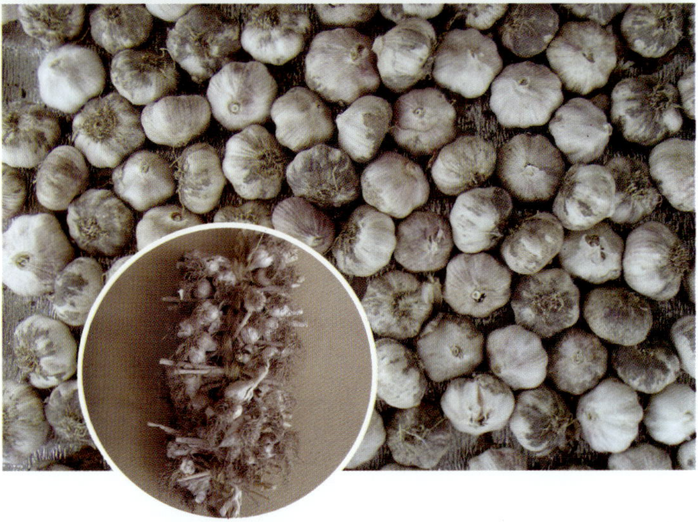

내 몸을 지키는 민간요법 | 11

하수오 Pleuropterus multiflorus

- **한약명** _ 적하수오赤何首烏, 백하수오白何首烏
- **다른 이름** _ 은조롱, 진지백
- **약 효** _ 콜레스테롤 함량 저하 등

이용부위 _ 덩이뿌리   개화시기 _ 8~9월 흰색   채취시기 _ 가을~겨울
분포지역 _ 백하수오는 내륙 능선이나 산비탈, 적하수오는 남쪽의 섬지방

▶ 채취와 보관법

一. 가을부터 겨울까지 둥근 덩이뿌리를 캐서 잔뿌리를 제거하고 물에 씻어 증기로 쪄서 햇볕에 말려서 쓴다.

▶ 민간요법

一. 오래 복용하면 수염과 머리카락이 검어지고 정력이 강해져서 골수가 넘치고 불로장생한다. 〈동의보감〉

一. 하수오는 성미는 쓰고 달고 떫고 따스하다. 간, 신경에 들어간다. 폐와 정, 간과 신을 보하여 근골을 든든하게 한다. 〈약학대사전〉

一. 신체허약에는 덩이뿌리를 캐서 물로 씻고 햇볕에 말려서 가루내어 찹쌀과 배합해서 환으로 만들어 하루에 3번 식후에 30~40개씩 먹는다. 하수오에 함유되어 있는 리시핀 성분은 분비선을 향상시켜 준다.

一. 불면증에는 덩이뿌리를 캐서 물로 씻고 물기를 뺀 다음 용기에 넣고 19도 소주를 붓고 밀봉하여 3개월 후에 취침 전에 소주잔으로 한 두 잔을 마신다.

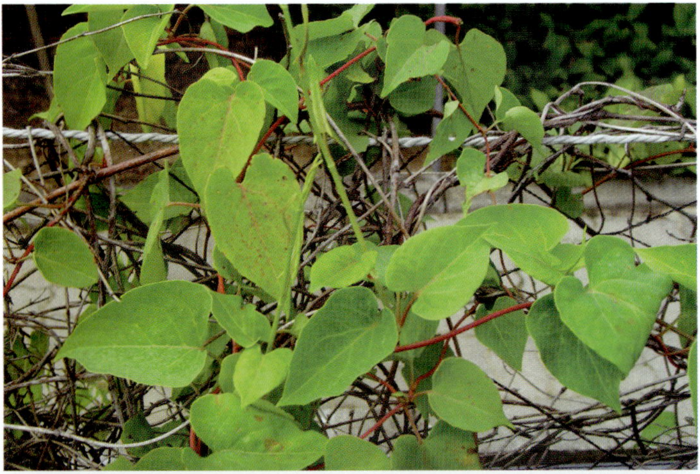

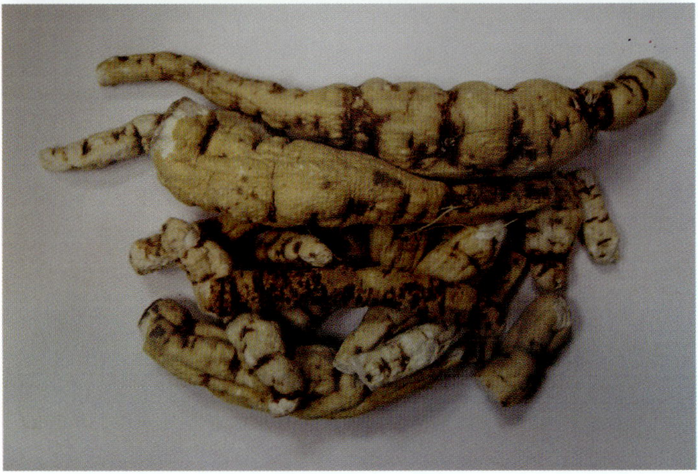

블루베리 Vaccinium spp

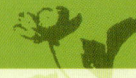

- **외국명** _ blueberry   • **다른 이름** _ 하이부시highbush, 로부시lowbush
- **약 효** _ 항암, 항산화, 혈압강화 작용 등

이용부위 _ 열매   개화시기 _ 4~5월흰색
채취시기 _ 여름~가을열매   분포지역 _ 산지나 논과 밭

▶ 채취와 보관법
一. 여름부터 가을까지 검게 성숙된 열매를 따서 쓴다.

▶ 식용 및 약용법
一. 봄에 어린잎을 따서 그늘에 말려 차(茶) 성숙된 열매를 따서 용기에 넣고 19도 소주를 붓고 한 달 동안 밀봉한 후에 먹거나 항아리에 넣고 100일 정도 발효를 시킨 후에 효소 1에 찬물 5를 희석해 먹는다.

▶ 민간요법
一. 블루베리는 세계 10대 건강식품으로 선정되었다.〈TIME〉 이탈리아에서는 1970년부터 블루베리에 함유되어 있는 안토시아닌 효능을 인정해 의약품으로 시판하고 있다.
一. 시력회복에는 성숙된 블루베리를 따서 생이나 즙으로 먹는다.
一. 노화방지 · 심장병 예방에는 블루베리주를 식사할 때 와인잔으로 반 잔 정도 꾸준히 마신다.

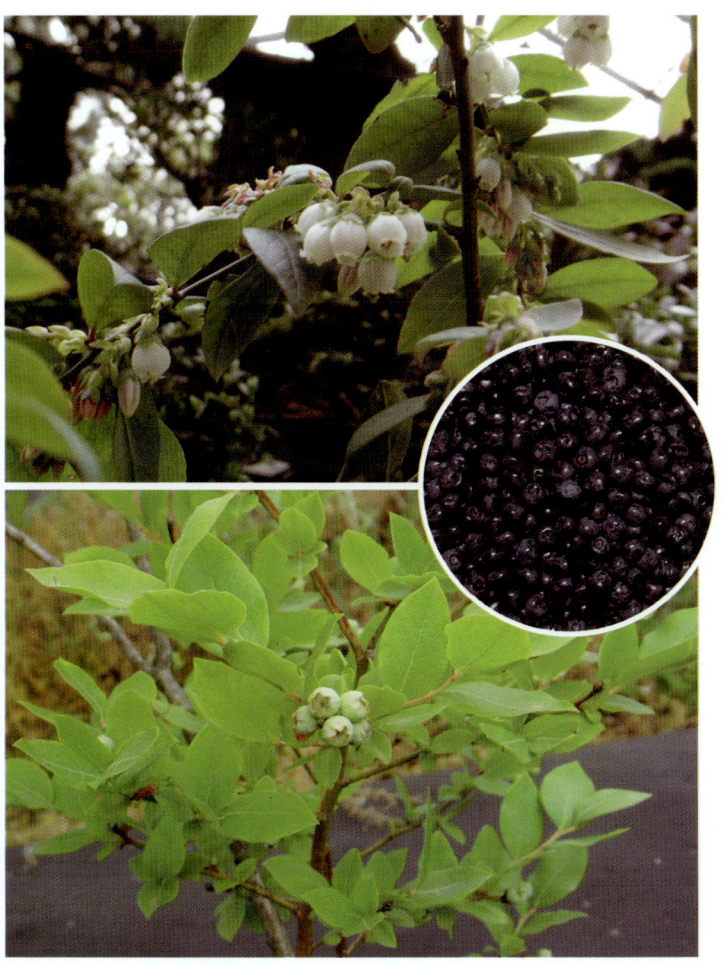

내 몸을 지키는 민간요법 | 15

가시오갈피 Acanthopanax senticosus

- **한약명** _ 오가피五加皮 **다른 이름** _ 자오가, 자오가근刺五加根
- **약 효** _ 혈당 강하, 자양 강장

이용부위 _ 잎, 열매, 가지, 뿌리껍질   개화시기 _ 4월자황색

채취시기 _ 4월새순, 10월열매, 수시가지와 뿌리

분포지역 _ 전국의 깊은 산이나 밭, 해발 500m 이상에서 자란다.

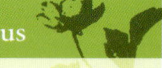

▶ 채취와 보관법

一. 가지나 뿌리껍질을 수시로 채취하여 말려서 쓴다.

▶ 민간요법

一. 한 줌의 오가피를 얻으니 한 마차의 금은보화보다 낫다. (본초보감)

一. 요통에는 가지나 뿌리를 채취하여 물로 씻고 물에 달여서 하루 3번 마신다. 가시오갈피는 최근 약리 실험에서 항염증 효과와 면역기능을 활성화시켜 주기 때문에 사지마비·동통·요통·근육통에 응용된다.

一. 소아마비 증세에는 가지를 채취하여 적당한 크기로 잘라 물에 달여서 장복한다.

一. 골격과 근육의 힘을 증강하고자 할 때는 가지나 뿌리를 채취하여 물로 씻고 적당한 크기로 잘라 물에 달여서 하루에 3번 공복에 복용한다.

一. 노화방지·면역력 증강에는 봄에는 잎, 가을에는 열매로 효소를 만들어 장복한다.

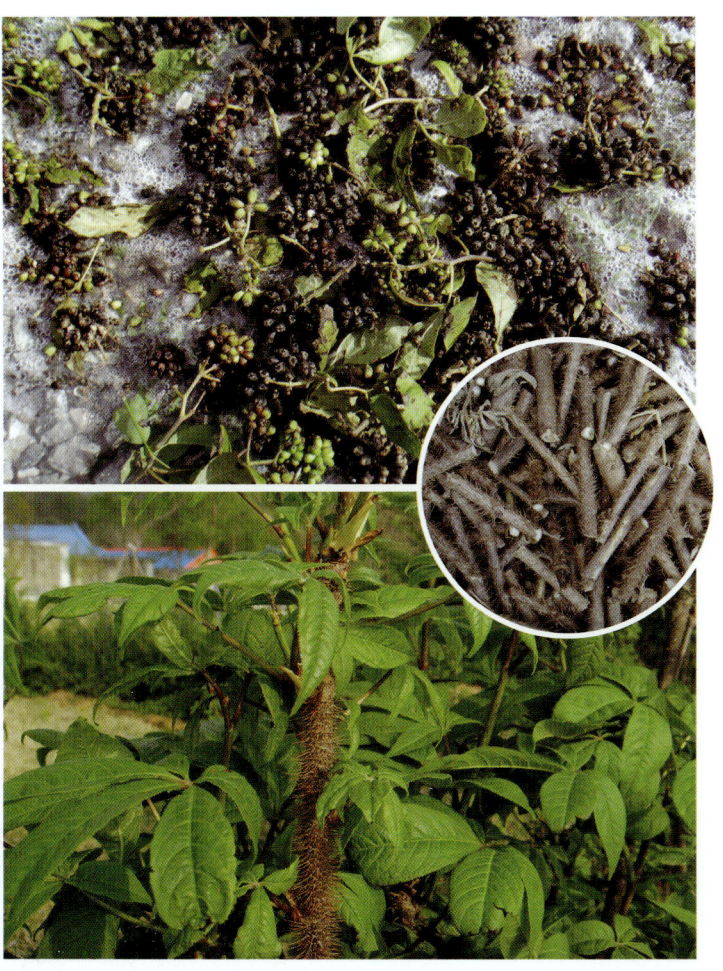

헛개나무 Hovenia dulcis

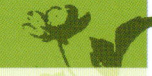

- **한약명** _ 지구자枳椇子
- **다른 이름** _ 지구목, 백석목, 목산호, 현포리
- **약 효** _ 해독 작용, 소염 작용

이용부위 _ 열매, 가지, 줄기껍질   개화시기 _ 6월녹색

채취시기 _ 10~11월열매, 수시가지, 줄기껍질   분포지역 _ 중부 이남 산속

▶ 채취와 보관법
- 가을에 까맣게 성숙된 열매를 따서 그늘에 말려서 쓴다.
- 가지나 줄기껍질을 채취하여 적당한 크기로 잘라서 쓴다.

▶ 식용 및 약용법
- 가을에 성숙된 열매를 따서 용기에 넣고 19도 소주를 붓고 밀봉하여 3개월 후에 먹거나 봄에 어린 순을 따서 항아리에 넣고 설탕이나 시럽을 부어 100일 정도 발효를 시킨 후에 효소 1에 찬물 5를 희석해서 먹는다.

▶ 민간요법
- 헛개나무가 술독을 푸는 데 으뜸이다. 〈본초강목〉
- 간장 질환에는 가을에 까맣게 성숙된 열매를 따서 그늘에 말린 후 물에 달여서 하루에 3번 공복에 3번 복용한다.
- 주독에는 가지를 채취하여 적당한 크기로 잘라 물에 달여 마신다.
- 피로회복에는 잎, 줄기, 열매를 채취하여 물로 달여 하루에 3번 공복에 복용한다.

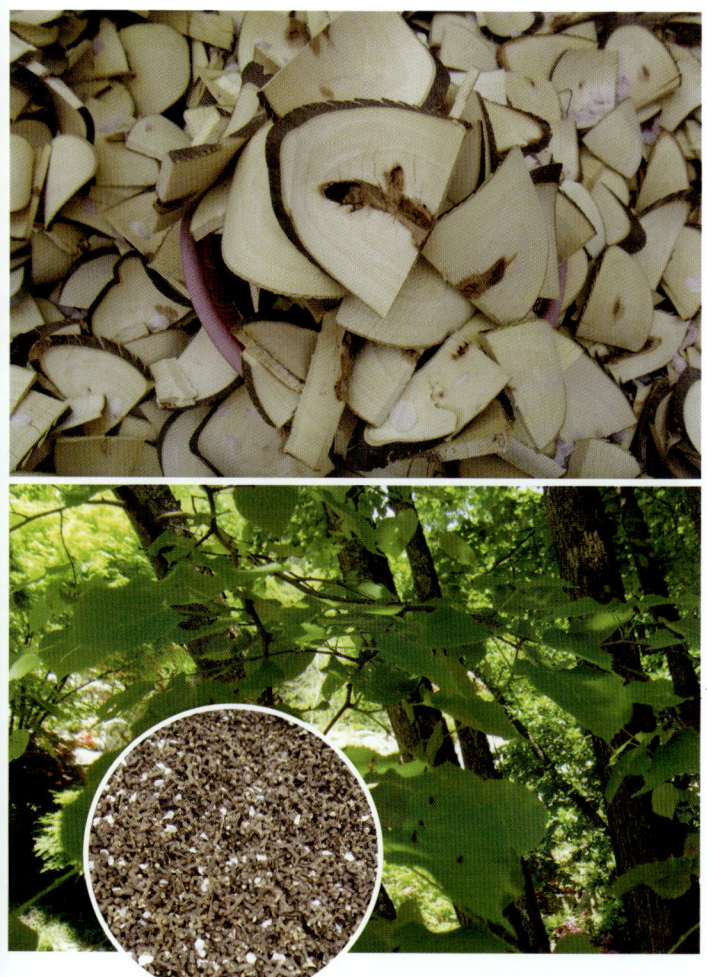

개오동나무 Catalpa ovata

- **한약명** _ 재백피梓白皮, 재백엽梓白葉, 재실梓實, 목각두木角豆
- **다른 이름** _ 노나무, 수동, 취오동, 노끈나무 • **약 효** _ 이뇨 작용, 항염 작용, 살충 작용

이용부위 _ 잎, 나무껍질, 열매 개화시기 _ 6월 황백색
채취시기 _ 10월 분포지역 _ 전국의 산기슭

▶ 채취와 보관법
一. 잎, 열매, 나무껍질, 뿌리를 가을부터 겨울까지 채취하여 건조시켜 쓴다.

▶ 식용 및 약용법
一. 봄에 새순을 따서 끓은 물에 살짝 데쳐서 나물로 무쳐 먹는다.

▶ 민간요법
一. 황달·간에 복수가 찼을 때는 개오동나무껍질 10g+굼벵이 50마리를 물에 달여 공복에 하루에 3번 복용한다.
一. 단백뇨·부종에는 열매를 따서 물에 달여 하루에 3번 공복에 복용한다.
一. 피부소양에는 잎을 따서 짓찧어 환처에 바른다.
一. 신장병에는 개오동+접골목+옥수수열매 각 20g을 물에 달여 하루에 3번 공복에 복용한다. 한 달 이상 장복해야 효과를 볼 수 잇다.
一. 악성 종기에는 가지와 잎을 채취하여 상수리나무껍질 40g에 벚나무껍질 20g을 넣고 물에 달여 하루에 3번 공복에 먹거나 달인 물로 목욕을 한다.
一. 건위제로 쓸 때는 개오동나무껍질을 말려 물에 달여 마신다.
一. 무좀에는 잎을 짓찧어 즙을 내서 환처에 바른다.

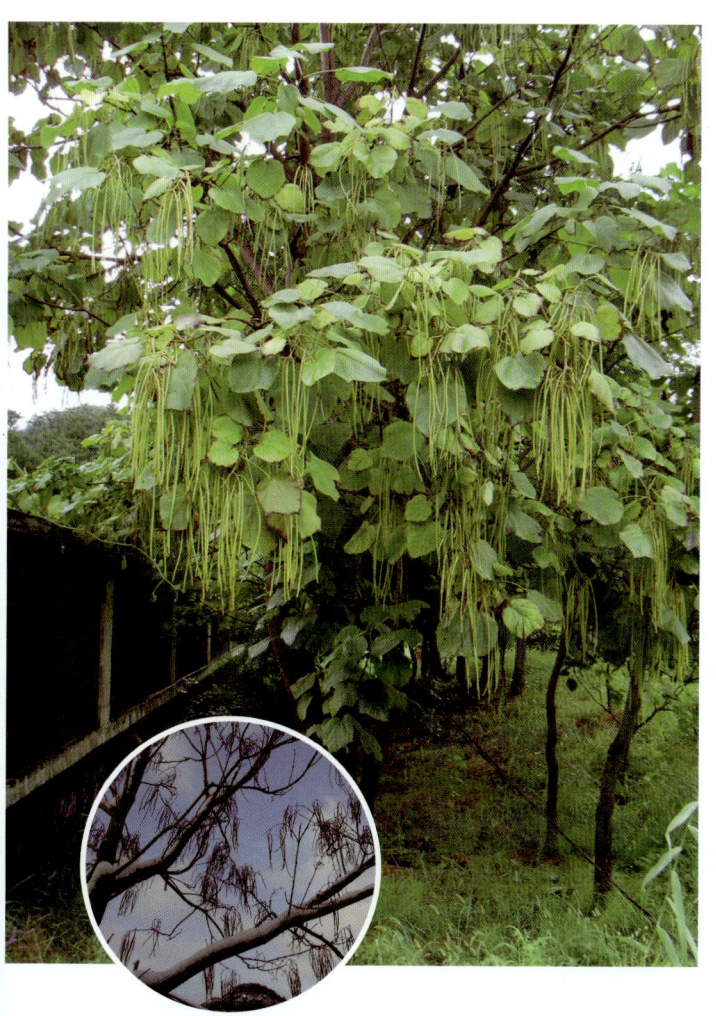

내 몸을 지키는 민간요법 | 21

머루 Vitis amurensis var. coignetiae

- **한약명** _ 산등등앙山藤秧
- **다른 이름** _ 산포도, 야포도, 머루, 왕머루
- **약 효** _ 담즙 분비 촉진 작용

이용부위 _ 뿌리, 줄기
채취시기 _ 9~10월
개화시기 _ 6월 누르스름한 녹색
분포지역 _ 전국의 산기슭이나 골짜기

▶ 채취와 보관법
一. 줄기나 뿌리를 채취하여 햇볕에 말려서 쓴다.

▶ 식용 및 약용법
一. 성숙된 열매를 따서 생으로 먹는다.
一. 성숙된 열매를 따서 용기에 넣고 19도 소주를 붓고 밀봉하여 3개월 후에 먹거나 항아리에 넣고 설탕이나 시럽을 붓고 100일 이상 발효를 시킨 후에 효소 1에 찬물 5를 희석해서 먹는다.

▶ 민간요법
一. 머루는 성질이 편안하고 맛이 달며 독이 없다. 〈동의보감〉
一. 신경성 두통·지통에는 줄기나 뿌리를 채취하여 물에 씻고 적당한 크기로 잘라 물에 달여 하루에 3번 공복에 복용한다.

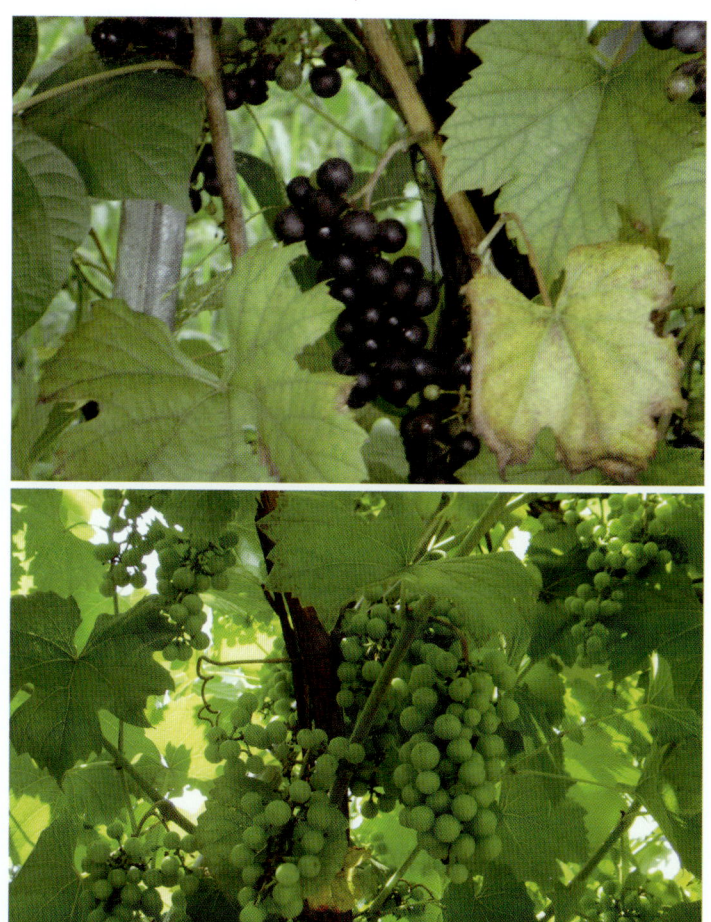

은행나무 Ginkgo biloba

- **한약명** _ 백과白果 • **다른 이름** _ 압각수, 공손수, 은빛살구, 백과근
- **약 효** _ 항균 작용, 진경 작용 등

이용부위 _ 잎, 뿌리껍질, 종자

개화시기 _ 4~5월 암꽃 : 누르스름한 녹색, 수꽃 : 포도송이 모양

채취시기 _ 9~10월   분포지역 _ 집 주변이나 길가, 공원

▶ 채취와 보관법

一. 가을에 성숙된 열매를 따서 물에 담가 육질의 외종피를 제거한 후에 말려서 쓴다.

一. 10월에 잎과 뿌리껍질을 채취하여 그늘에 말려서 쓴다.

▶ 민간요법

一. 배고픈 사람이 은행을 밥대신 배불리 먹고 다음 날 죽었다. 〈연수서〉

一. 해수에는 은행을 꿀에 재웠다가 1회에 은행 20~30개씩 하루 3회 먹는다. 은행은 항균 작용이 뛰어나고 진해거담 작용을 한다.

一. 폐결핵에는 은행을 볶아서 1회에 20개씩 하루 3번 먹는다. 은행은 결핵균의 생장을 억제시켜준다. 은행에는 독이 있기 때문에 일시에 많이 먹으면 안 된다.

一. 당뇨병에는 은행잎+구기자+감을 혼합해서 물로 끓여서 마신다. 구기자는 당뇨에 쓰고, 감은 갈증에 쓰고, 은행잎은 혈전을 제거하여 주기 때문에 피를 맑게 한다.

一. 두부나 젖을 먹고 체했을 때는 은행 20알을 볶아서 먹는다.

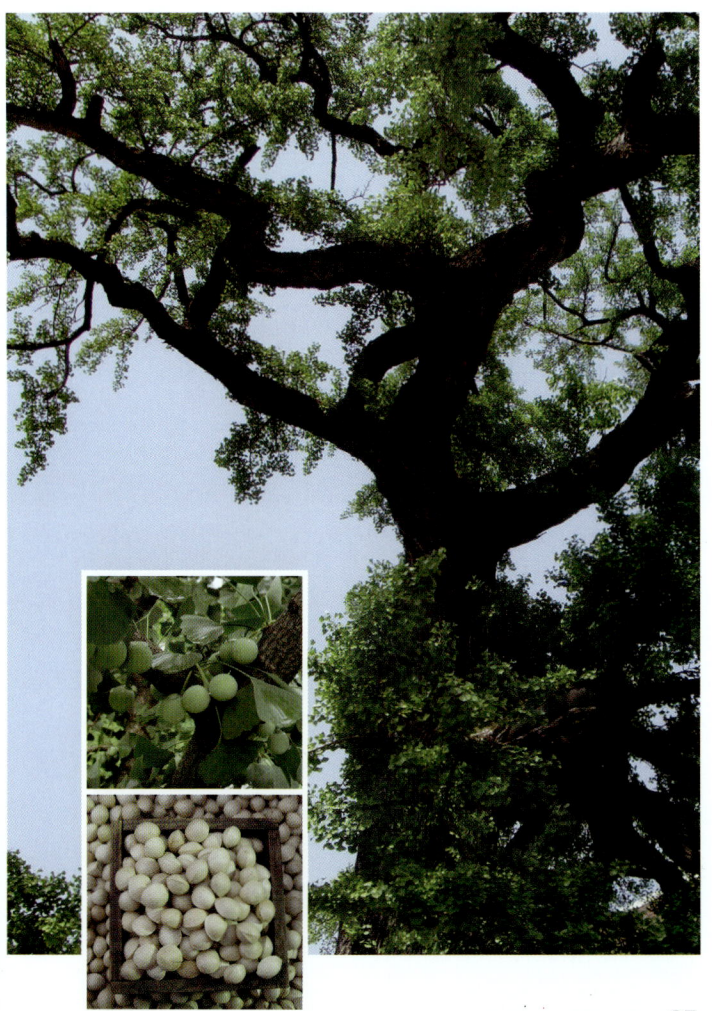

연꽃 Nelumbo nucifera

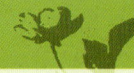

- **한약명** _ 하엽荷葉, 우절藕節, 우藕, 연자蓮子 **다른 이름** _ 연화, 연자, 홍연화, 백련화
- **약 효** _ 암 억제 작용, 혈당강하, 지혈 작용, 살충 작용

이용부위 _ 열매, 뿌리줄기 또는 마디, 잎 개화시기 _ 7~8월(흰색 또는 분홍색)
채취시기 _ 7~8월연꽃, 연잎 10~11월연근 분포지역 _ 전국 연못이나 논

▶ 채취와 보관법

一. 여름에는 잎, 늦가을에는 열매와 종자, 뿌리줄기와 뿌리줄기 마디는 일년 내내 채취한다.

一. 종자는 껍질과 배아胚芽를 제거하여 햇볕에 말려서, 줄기의 마디는 볶아서, 잎은 잎자루와 가장자리를 제거한 후에 쓴다.

▶ 민간요법

一. 연꽃의 성미는 달며 평하다. 심, 비, 신경에 들어간다. 연은 오장의 기운 부족, 특히 심·비·신의 기운 부족과 속이 상한 것을 낫게 하며 12경맥의 기혈을 크게 보한다. 〈고전문헌자료〉

一. 자궁출혈에는 여름에 연뿌리를 캐서 물로 씻고 강판에 갈아 생즙을 내서 공복에 한 컵씩 하루에 3번 먹는다. 자궁내 혈관을 수축시켜 준다.

一. 치질로 출혈을 할 때는 연뿌리를 생즙내서 공복에 먹는다.

一. 피부병에는 연잎을 채취하여 잘게 썰어 짓찧어 생즙을 환부에 바르거나 물에 달인 물로 환부를 세척한다. 연잎에는 레시틴이라는 효소가 있어 세포 조직 재생에 응용된다.

一. 야뇨증에는 잎을 그늘에 말린 후 차茶로 마신다.

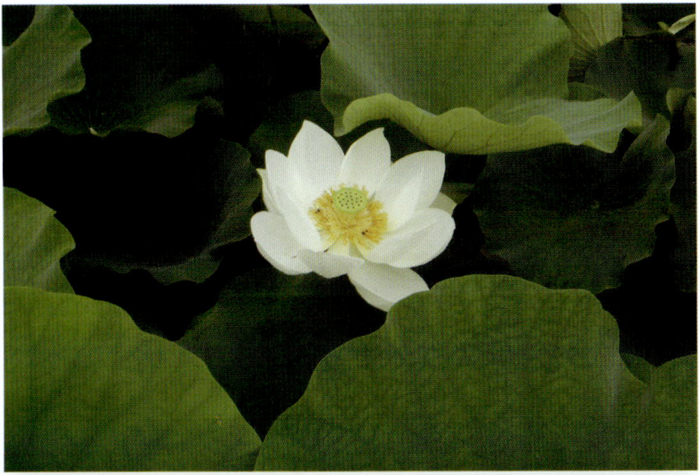

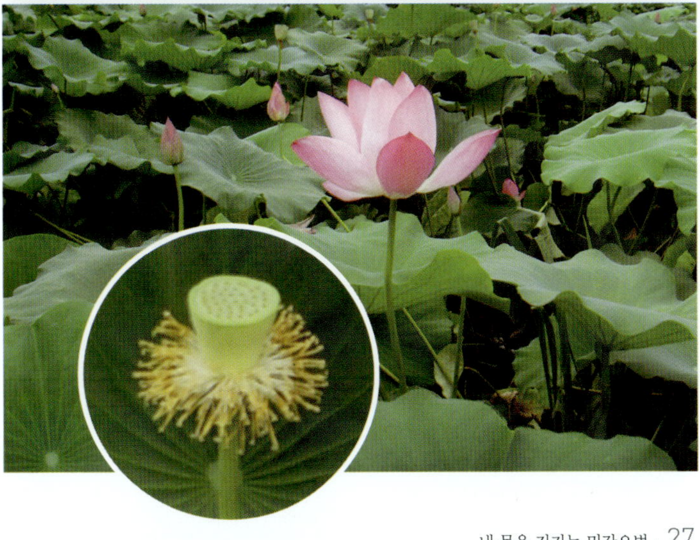

내 몸을 지키는 민간요법 | 27

산사나무 Crataegus pinnatitida

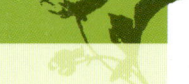

- **한약명** _ 산사山査
- **다른 이름** _ 당구자, 산리홍, 산사자, 산조홍
- **약 효** _ 혈압 강하, 혈중 콜레스테롤 저하 등

이용부위 _ 열매   개화시기 _ 5월흰색
채취시기 _ 9~10월 빨갛게 익은 열매   분포지역 _ 전국의 산기슭이나 마을 근처

▶ 채취와 보관법

一. 산사나무는 5월에 꽃이 피고 여름에 성장하기 때문에 가을에 채취해야 약효가 좋다. 산사 열매를 가을에 채취하는 이유는 열매가 미성숙한 여름에는 신맛이 강하지만 빨갛게 성숙되었을 때는 산미와 당류가 다량 들어 있기 때문이다.

一. 전초는 가을부터 겨울까지 채취하여 쓴다.

▶ 민간요법

一. 산사 열매는 식적食積을 치료하고 음식을 소화시킨다. (본초강목)

一. 급성 위염에는 가을에 빨갛게 성숙된 열매 10g을 따서 물에 달여서 식사 후 30분~1시간 간격으로 하루에 3번 복용한다. 산사나무 열매는 소화액을 분비하는 효소가 풍부하기 때문에 소화불량와 위장병에 응용한다.

一. 만성 위염에는 가을에 빨갛게 성숙된 열매 8g+삽주 뿌리 8g을 배합하여 1회 용량으로 하여 물에 달여서 하루에 3번 공복에 복용한다. 산사 열매와 삽주 뿌리에는 소화 효소가 풍부하여 소화력을 촉진시키고 위장의 염증을 완화하여 준다.

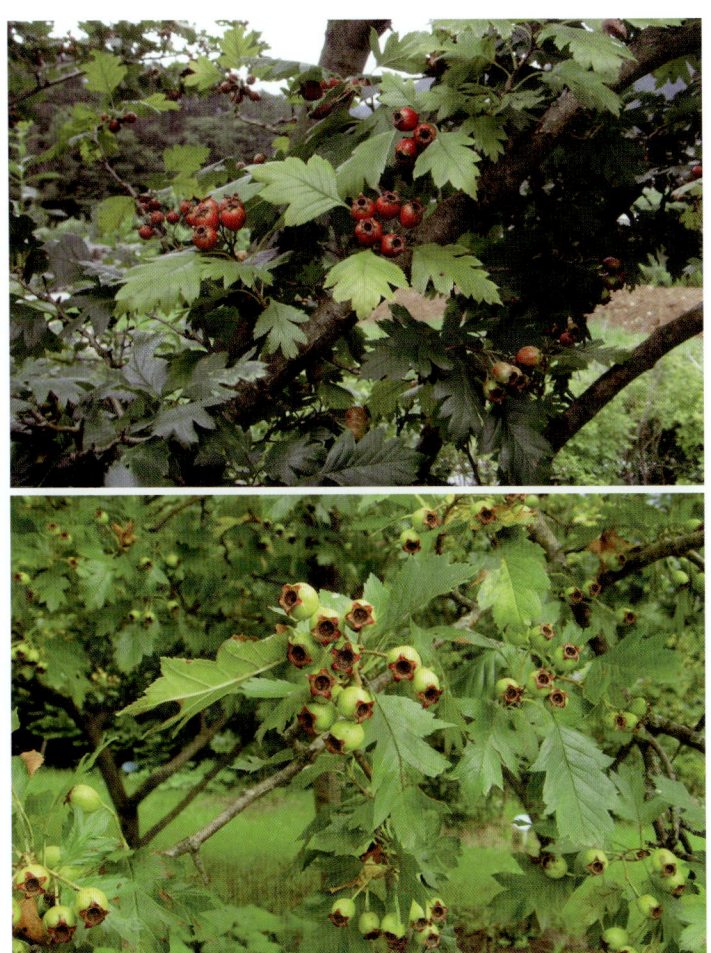

삽주 Atractylodes japonica

- **한약명** _ 창출蒼朮, 백출白朮
- **다른 이름** _ 화창출, 복창출, 천생출, 동출 /
- **약 효** _ 혈당저하, 혈압강화 작용 등

이용부위 _ 잎, 뿌리줄기
채취시기 _ 봄잎, 9~10월뿌리
개화시기 _ 7~10월흰색, 분홍색
분포지역 _ 전국의 산과 들

▶ 채취와 보관법
一. 봄에 잎, 가을에 뿌리줄기를 채취하여 말려서 쓴다.

▶ 민간요법
一. 삽주 뿌리를 갈아서 차茶로 먹었다. 〈향약집성방〉

一. 창출은 쓰고 달며 따스하다. 비위, 폐, 대소장경에 들어간다. 또한 백출은 달고 쓰며 따스한데 비, 위, 소장, 심경에 들어간다. 〈의방유취〉

一. 황달에는 삽주뿌리＋인진쑥＋검은콩을 같은 량으로 배합하여 분말로 만들어 1회에 20g씩 하루에 3번 공복에 먹는다. 삽주뿌리는 건위소화 작용과 간장 내의 효소 분비를 촉진하여 지방을 분해하는 작용을 한다.

一. 소화불량에는 뿌리를 캐서 말린 후에 가루내어 환을 만들어 하루에 3번 식후에 30~40개씩 복용한다. 삽주뿌리는 전분을 비롯한 건위소화제로 위장 안에 수분이 과다하게 정체되어 소화력이 감퇴되었거나 위장의 염증을 가라앉히고 위산을 조절하여 산다증과 소화성궤양에 응용된다.

一. 위장병에는 뿌리를 물속에 담가 두었다가 햇볕에 말려서 가루내어 1회에 10g씩 복용하거나 찹쌀과 배합해서 환으로 만들어 한 번에 20개씩 식후에 먹는다. 창출가루는 소화촉진 작용이 탁월하다.

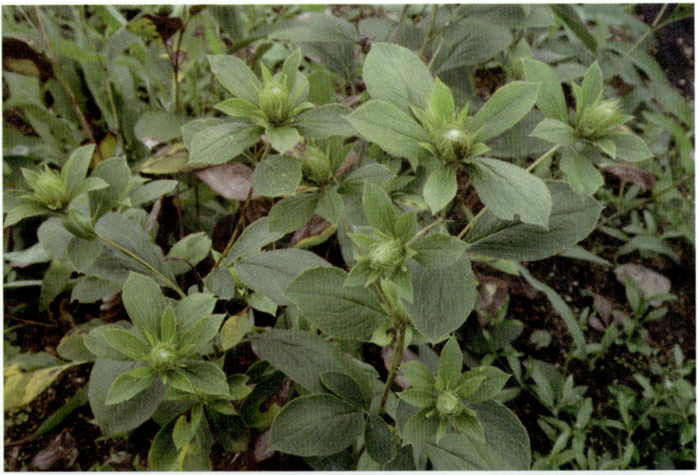

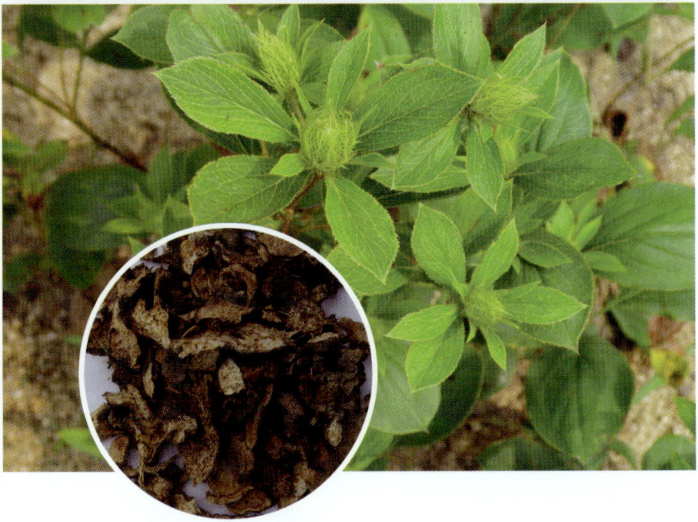

매실나무 Prunus mume

- **한약명** _ 오매烏梅 • **다른 이름** _ 매화수, 설중매, 원앙매, 홍매
- **약 효** _ 향균, 항진균, 살충, 살균 작용 등

이용부위 _ 열매, 뿌리, 잎과 줄기   개화시기 _ 2~4월 흰색 또는 연한 홍색
채취시기 _ 봄잎, 줄기, 5~6월 열매, 수시 뿌리   분포지역 _ 중부 이남, 야산

▶ 채취와 보관법
一. 익지 않은 열매는 5~6월에, 뿌리는 수시로, 잎과 줄기는 봄에 채취하여 그늘에서 말려서 쓴다.

▶ 민간요법
一. 민간에서 덜 익은 매실을 따서 씨는 버리고 과육만을 갈아서 불로 달여 매실고를 만들어 소화불량, 설사 등에 구급약으로 사용했다. 〈전통 민간의약〉
一. 소화불량에는 5~6월에 성숙된 매실을 따서 햇볕에 말린 후 씨앗을 빼서 버리고 곱게 분말로 만들어서 식사 후에 한 스푼씩 물로 먹는다. 매실의 신맛은 위장의 소화력을 돕는다.
一. 설사에는 매실 5개를 물에 넣고 달여서 마신다. 매실은 살균 작용과 수렴지사 작용이 있다.
一. 유행성 감기에는 5~6월에 청매실을 따서 물로 씻고 소금에 절였다가 까맣게 태워서 뜨거운 물에 꿀과 함께 타서 먹는다.
一. 위하수에는 5~6월에 잘 성숙된 매실 2개+생강 3쪽을 물에 달여서 서서히 마신다. 매실의 시고 떫은 맛은 위장의 기능을 활성화시켜 준다.
一. 무좀에는 어린 잎을 따서 짓찧어서 환처에 바른다.

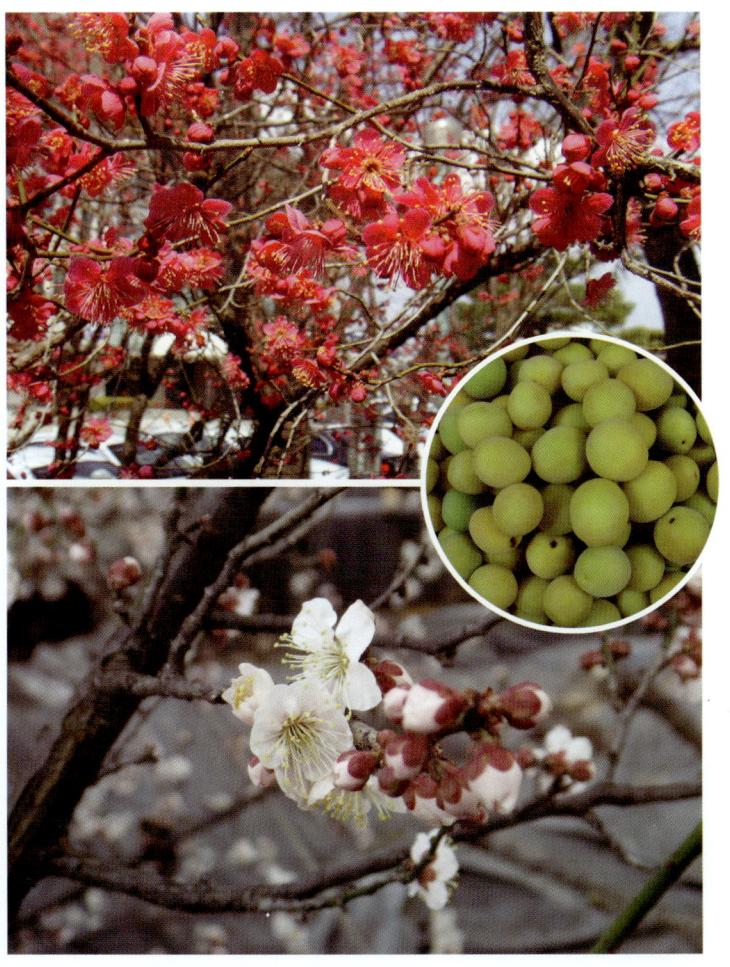

내 몸을 지키는 민간요법 | 33

도라지 Platycodon grandiflorum

- **한약명** _ 길경桔梗 • **다른 이름** _ 백약, 경초, 고경, 산도라지
- **약 효** _ 거담, 항염증, 항알레르기 작용 등

이용부위 _ 뿌리   개화시기 _ 7~8월 보라색이나 흰색
채취시기 _ 9~10월   분포지역 _ 전국의 야산 양지 바른 숲이나 밭

▶ 채취와 보관법
一. 가을에 뿌리를 채취하여 그늘에 말려서 쓴다.

▶ 민간요법
一. 감기에는 뿌리를 짓찧어 꿀에 재어 놓고 하루 3번, 1회에 한 스푼씩 장기 복용한다. 도라지는 진해 거담 작용이 있어 기관지염에 응용된다.

一. 기관지염에는 도라지 10g + 감초 2g을 1회 용량으로 하여 하루 3번 공복에 복용한다.

一. 생리불순에는 백도라지 + 산국화를 물로 달여서 복용한다. 백도라지는 진해 · 거담에 탁월한 효능이 있다.

一. 어린이 감기에는 도라지 10g + 감초 5조각을 물에 넣고 끓여서 마신다. 도라지는 진해거담에, 감초는 인후 질환과 해독에 쓴다.

一. 잦은 기침에는 뿌리를 캐어 햇볕에 말린 후 10g을 물에 달여 하루 3번 공복에 마신다. 도라지의 사포닌 성분은 기침을 가라 앉히고 가래를 삭게 하는 효능이 있다.

一. 가래에는 도라지 뿌리 10g + 감초 1g을 1회 용량으로 하여 물로 달여서 하루 3번 공복에 마신다.

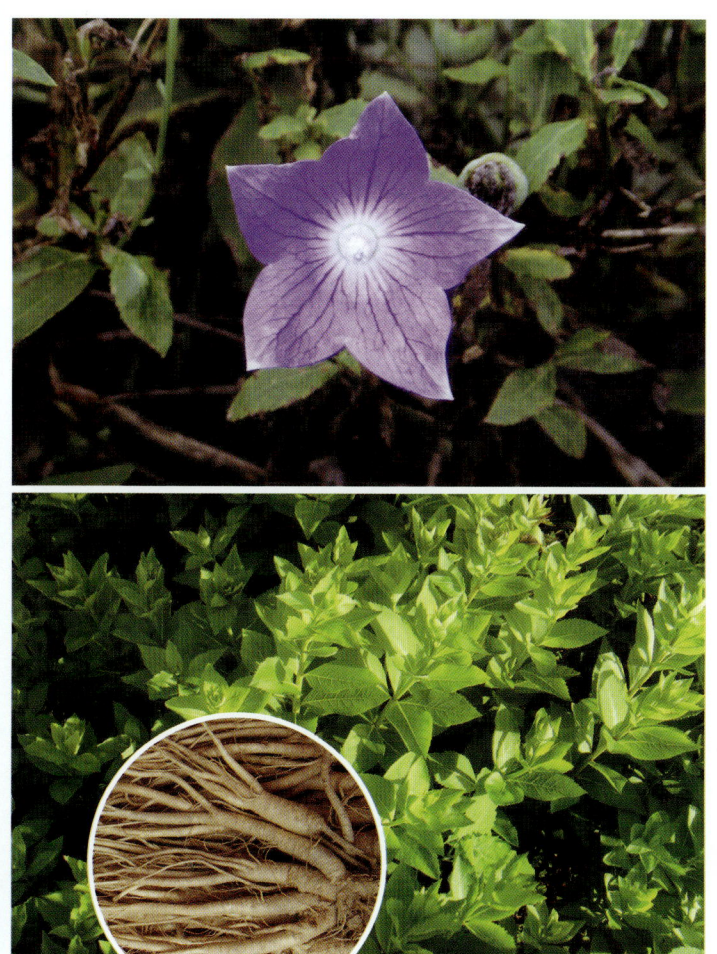

더덕 Codonopsis lanceolata

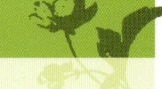

- **한약명** _ 산해라山海螺
- **다른 이름** _ 양유, 사삼, 백삼, 노삼
- **약 효** _ 거담, 강심 작용

이용부위 _ 잎, 뿌리
채취시기 _ 봄잎, 10월뿌리
개화시기 _ 8~9월겉은 연녹색, 안쪽에 자갈색 반점
분포지역 _ 전국의 숲속과 밭

▶ 채취와 보관법
一. 봄에 잎, 가을에 뿌리를 캐서 줄기와 잔뿌리를 다듬어버리고 물에 씻어 햇볕에 말려서 쓴다.

▶ 민간요법
一. 성미는 달며 쓰고 약간 차다. 폐위경에 들어간다. 폐음을 보하며 폐열과 기침을 멎게 하고 위를 보하여 진액을 생겨나게 한다. 〈약학대사전〉

一. 사삼은 주로 종기와 폐를 보하는 약으로 고름을 빼고 부은 것을 내리게 하며 해독작용을 한다. 나물채로 하여 먹을 수도 있다. 〈동의보감〉

一. 무는 한 철, 도라지와 더덕은 3년, 인삼은 6년을 넘기면 지기地氣를 이기지 못하고 썩어 버린다. 자연환경을 이기고 수십 년을 자란 더덕 중에서 빈 공간이 생겨 황백색의 물이 고여 있는 동삼童參은 산삼보다 귀하다 하여 신비의 영약靈藥으로 본다. 〈속설〉

一. 더덕은 위를 보하고 폐기를 보한다. 산기疝氣를 다스리고 고름과 종기를 없애고 오장의 풍기를 고르게 한다. 이러한 증상을 다스리는 데는 뿌리가 희고 실한 것이 좋다. 〈본초강목〉

一. 더덕은 폐기를 보하고 폐를 맑게 하여 간을 이롭게 한다. 〈본초비요〉

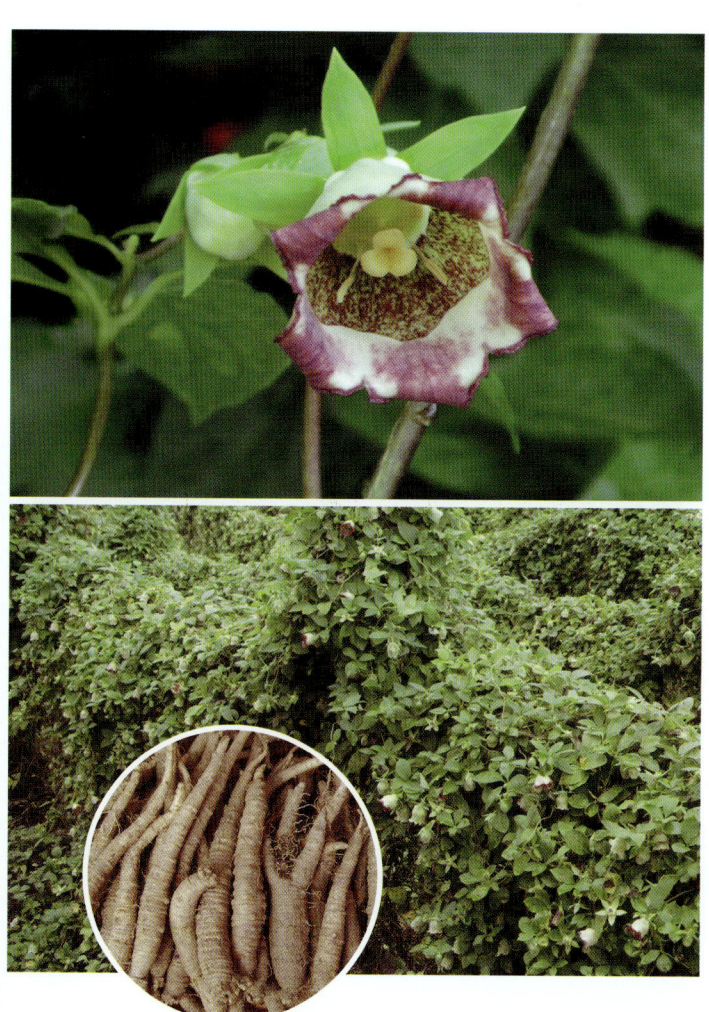

내 몸을 지키는 민간요법

마가목 Sorbus commixta

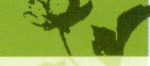

- **한약명** _ 정공피丁公皮
- **다른 이름** _ 당마가목, 백화화추, 산화추, 천산화추
- **약 효** _ 항염, 진해 거담 작용

이용부위 _ 잎, 가지, 열매 개화시기 _ 5~6월(흰색)

채취시기 _ 봄잎, 가을열매, 겨울가지 분포지역 _ 강원도 깊은 산이나 숲속

▶ 채취와 보관법
一. 봄에 새순, 가을에 열매, 가지와 뿌리는 겨울에 채취하여 쓴다.

▶ 식용 및 약용법
一. 봄에 어린잎을 뜯어 끓은 물에 살짝 데쳐서 나물로 무쳐 먹는다.
一. 가을에 성숙된 열매를 따서 용기에 넣고 19도 소주를 붓고 밀봉하여 3개월 후에 먹거나 항아리에 넣고 설탕이나 시럽을 부어 100일 정도 발효를 시킨 후에 효소 1에 찬물 5를 희석해서 먹는다.

▶ 민간요법
一. 천식에는 가지를 적당한 크기로 잘라 물에 달여 하루에 3번 공복에 복용한다.
一. 잦은 기침에는 가을에 성숙된 열매를 따서 효소를 만들어 공복에 수시로 먹는다.
一. 관절염·류마티스에는 나무껍질을 채취하여 적당한 크기로 잘라 물에 달여 하루에 3번 공복에 복용한다.

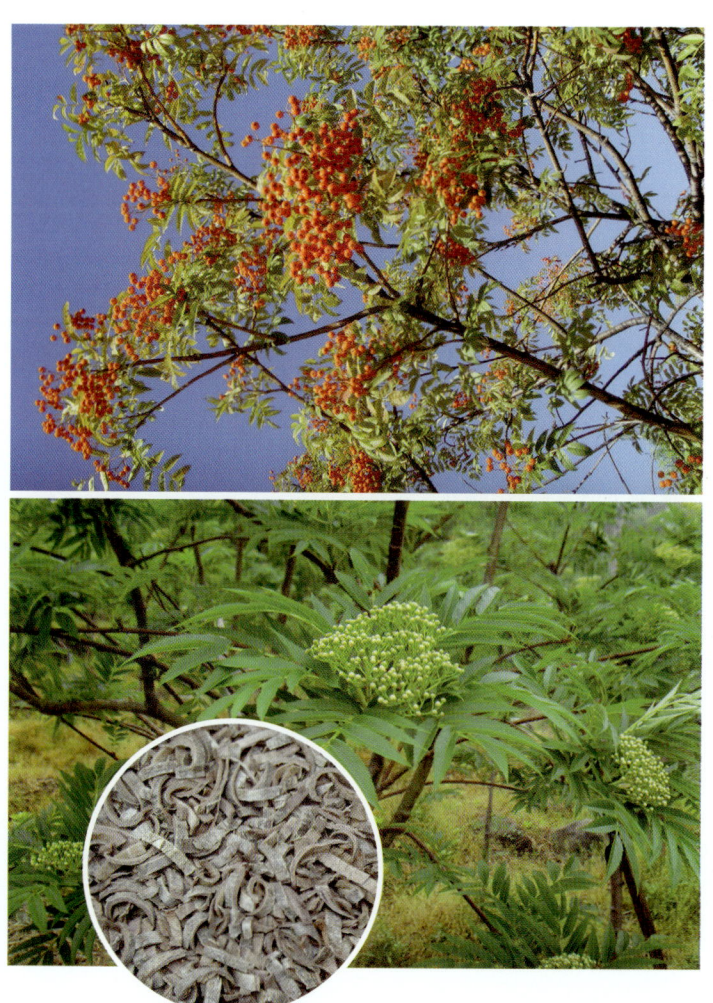

배나무 Pyrus serotina

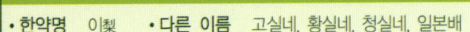

- **한약명** _ 이梨   • **다른 이름** _ 고실네, 황실네, 청실네, 일본배
- **약 효** _ 진해 작용, 거담 작용

이용부위 _ 잎, 가지, 열매   개화시기 _ 4월 흰색
채취시기 _ 9~10월   분포지역 _ 중부 이남의 산지

▶ 채취와 보관법
一. 봄에 새순, 가을에 성숙한 열매, 겨울에 가지와 뿌리를 채취하여 쓴다.

▶ 민간요법
一. 감기에는 배와 모과를 얇게 썰어서 설탕에 재어 두었다가 한 스푼씩 먹는다. 배는 진해와 거담에 쓴다.
一. 임신 중 감기에는 배의 꼭지 부분을 제거한 후에 속을 파내서 그 속에 꿀을 넣고 끓여서 배 속의 물을 마신다.
一. 맹장염에는 성숙된 배를 따서 껍질을 벗긴 후 즙을 내서 먹는다.
一. 황달에는 배의 껍질을 벗기고 강판에 갈아 즙을 내서 피마자 기름에 섞어서 숟가락으로 한 스푼을 먹는다.
一. 소고기를 먹고 체했을 때는 배를 먹는다.
一. 토사곽란에는 가지와 잎을 채취하여 물에 달여서 하루에 3번 공복에 복용한다.
一. 옴·버짐에는 나무껍질을 채취하여 물에 달여서 환처에 바른다.
一. 복통에는 잎을 채취하여 진하게 달여 먹는다.
一. 기력을 회복하고자 할 때는 배 속에 꿀을 넣고 통째로 구워 먹는다.

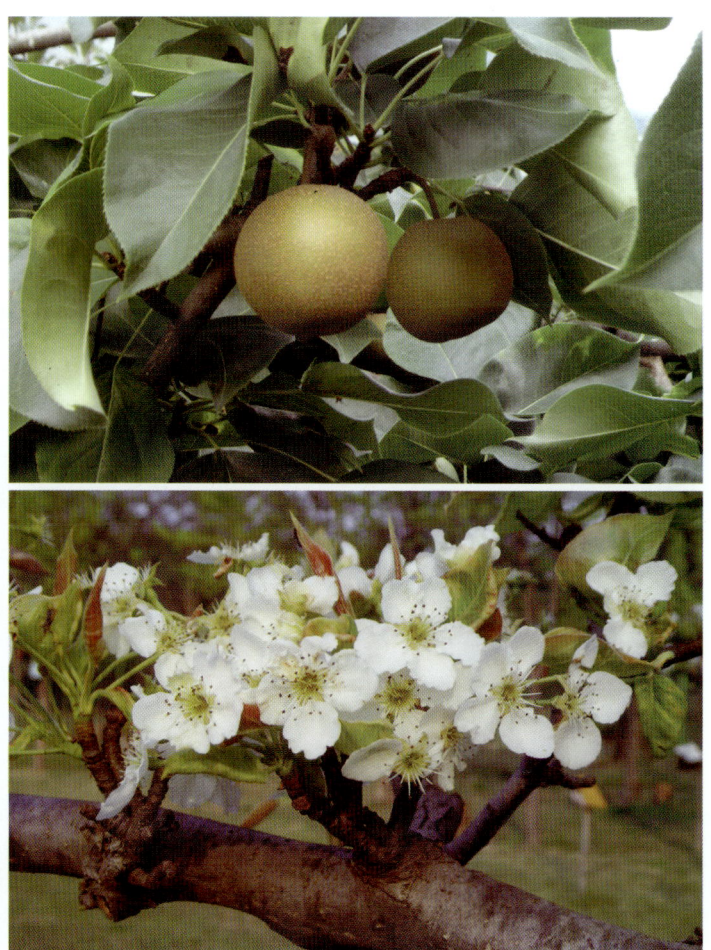

수세미오이 Luffa cylindrica

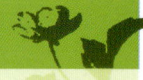

- **한약명** _ 사과絲瓜, 사과락絲瓜洛
- **다른 이름** _ 수과, 면과, 천사과, 수세미
- **약 효** _ 이뇨, 향균, 소염 작용 등

이용부위 _ 잎, 열매, 줄기
채취시기 _ 봄잎, 9~10월열매, 줄기
개화시기 _ 7~9월노란색
분포지역 _ 담장이나 울타리에 재배

▶ 채취와 보관법
一. 봄에 부드러운 잎, 가을에 성숙된 줄기나 열매를 채취하여 쓴다.

▶ 민간요법
一. 수세미오이로 수액을 만들 때는 수세미 덩굴을 뿌리에서 잘라 뿌리 쪽 덩굴을 굽혀서 깨끗한 병 속에 넣고 공기나 잡물이 들어가지 않도록 하여 밀봉한 후 3일이 지나면 수액이 나온다.
一. 천식에는 수세미오이에 상처를 내서 흐르는 진액을 받아 먹는다.
一. 신경통에는 수세미오이의 덩굴을 채취하여 짓찧어 생즙을 내서 하루에 3번 식사 30분 전에 3번 복용한다.
一. 화상을 입었을 때는 참기름에 개어 환처에 바른다.
一. 숙취에는 수세미오이의 수액을 마신다.
一. 부종·월경불순에는 수세미오이를 채취하여 적당한 크기로 잘라 물에 달여서 하루에 3번 공복에 복용한다.

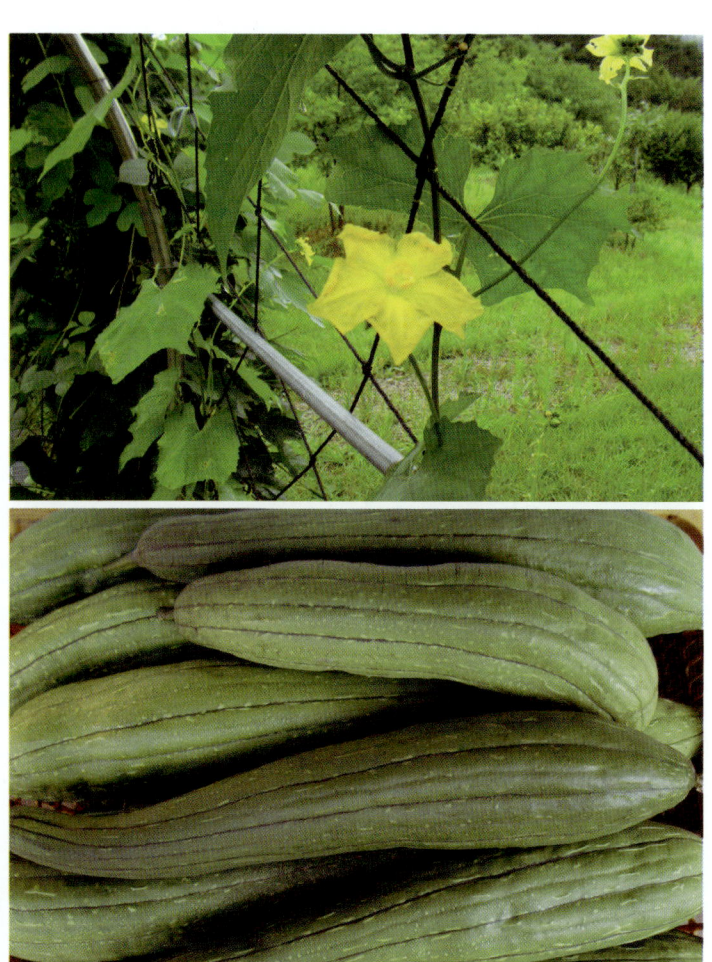

산초나무 Zanthoxylum schinifolium

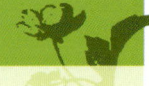

- **한약명** _ 산초山椒   **다른 이름** _ 야초, 진초, 척초, 상초
- **약 효** _ 살충, 진통 작용

이용부위 _ 잎, 열매   개화시기 _ 7~8월 연한 녹색
채취시기 _ 봄잎, 9~10월 열매   분포지역 _ 중부 이남 햇볕이 잘 드는 산기슭

▶ 채취와 보관법
一. 봄에 잎, 가을에 성숙된 열매를 채취한다.

▶ 민간요법
一. 기관지염에는 산초나무 열매껍질 10개 + 귤껍질 4g + 소엽 4g + 생강 3쪽을 1회 용량으로 하여 물에 달여서 하루 3번 공복에 복용한다.
一. 입맛이 없을 때는 성숙된 열매를 따서 간장과 식초를 배합해서 살짝 데쳐서 반찬으로 먹는다.
一. 유선염·종기·타박상에는 열매, 잎, 나무껍질을 말려 가루내어 밀가루와 초로 반죽하여 헝겊에 펴서 바른다.
一. 치질에는 잎, 열매, 껍질 마른 것이나 생것을 달여 즙으로 씻는다.
一. 충치에는 잎, 열매, 껍질을 달인 즙을 입에 품고 있는다.
一. 회충이 있을 때에는 산초를 먹는다.

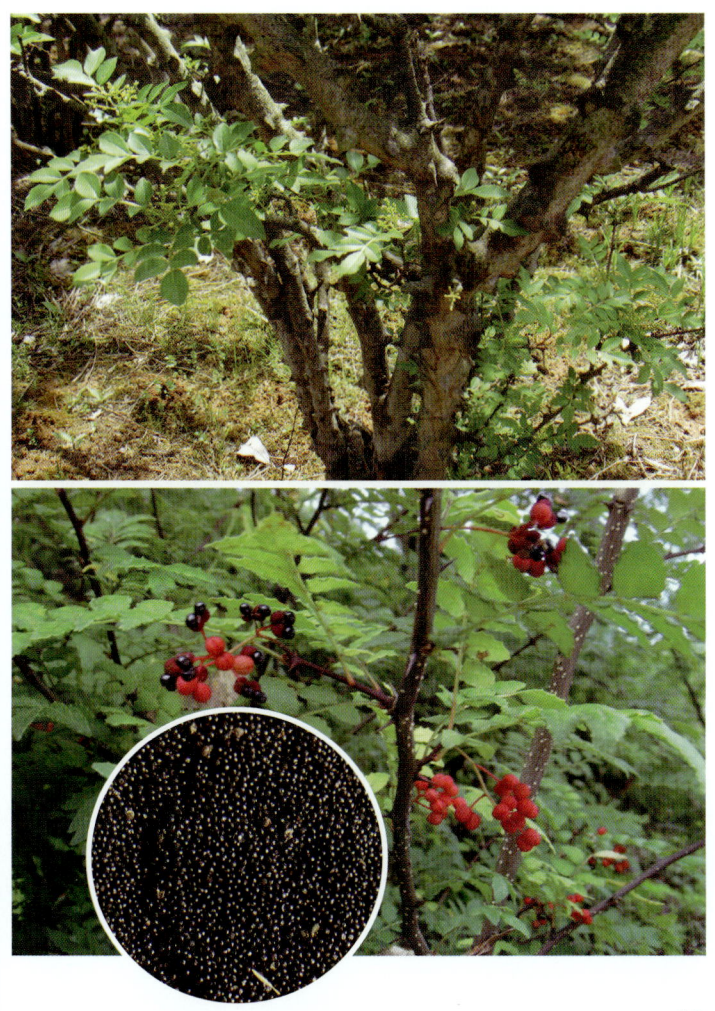

내 몸을 지키는 민간요법 | 45

산수유 Cornus officinalis

- **한약명** _ 산수유山茱萸 · **다른 이름** _ 산채황, 실조아수, 산대추나무, 멧대추나무
- **약 효** _ 항암, 항균, 이뇨작용 등

이용부위 _ 열매 개화시기 _ 3월 노란색
채취시기 _ 10~11월 분포지역 _ 남쪽 지방의 산기슭이나 집 근처

▶ 채취와 보관법
一. 가을에 성숙된 열매를 채취한다. 열매의 씨를 빼고 과육만 쓴다.

▶ 민간요법
一. 산수유는 약성이 따뜻하고 신장 기능이 허약한 데 특효다. (한방)
一. 위암에는 산수유나무＋참빗살나무＋산머루나무＋율무를 혼합하여 달여서 공복에 3번 복용한다. 전남 순천 지방에서 내려오는 민간의방으로 항암작용이 있어 일반적으로 널리 알려진 위암에 쓰고 있다.
一. 남성의 정력과 음위를 강화할 때는 성숙된 열매로 산수유주를 담가 취침 전에 소주잔으로 한두 잔 마시거나 효소를 담가 공복에 수시로 먹는다.
一. 허리가 아플 때는 씨를 제거한 열매를 물에 달여서 차茶로 마신다.

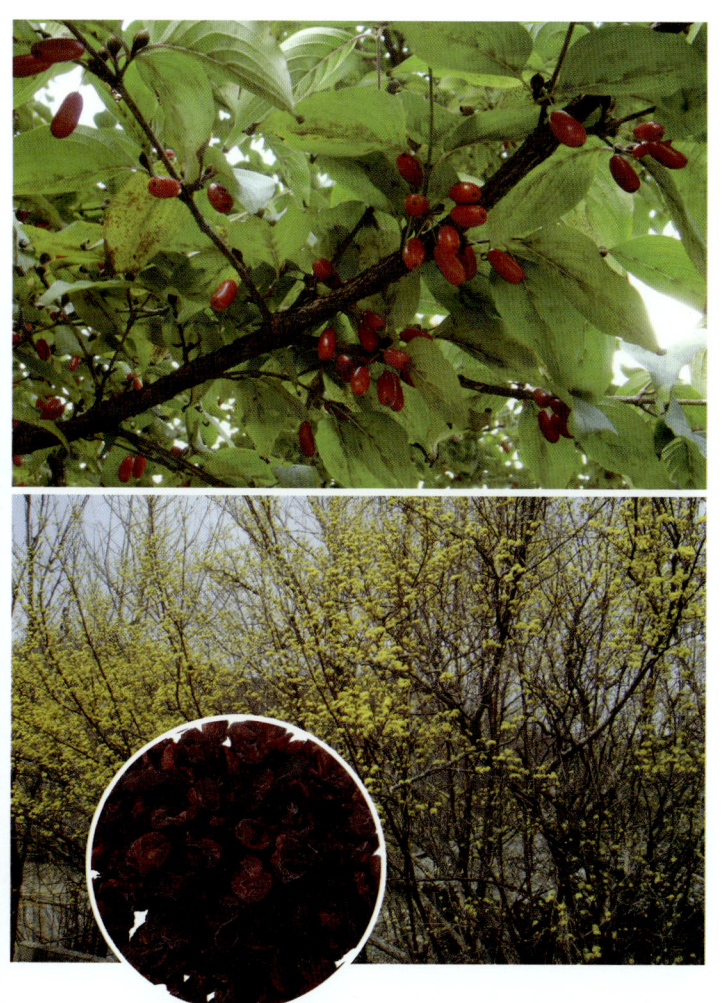

자리공 Phytolacca esculenta van Houtte
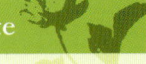

- **한약명** _ 상륙商陸, 상륙화商陸花
- **다른 이름** _ 상륙근
- **약 효** _ 거담, 진해, 항균, 소염 작용

이용부위 _ 꽃, 열매, 뿌리 개화시기 _ 5~8월 흰색
채취시기 _ 봄~가을 분포지역 _ 전국의 집 부근 빈터나 길가 둑

▶ 채취와 보관법
一. 꽃, 열매, 뿌리를 봄부터 가을까지 채취하여 햇볕에 말려서 쓴다.

▶ 식용 및 약용법
一. 봄에 꽃을 따서 용기에 넣고 19도 소주를 붓고 밀봉하여 3개월 후에 먹는다.

▶ 민간요법
一. 신장병에는 뿌리 4g을 300ml의 물로 달여 하루에 3번 공복에 복용한다.
一. 복수에는 자리공 뿌리를 물로 달여서 먹는다. 자리공은 간경화로 인해 복수가 찼을 때와 전신의 몸이 부었을 때 한방에서 쓴다.
一. 다망증多忘症에는 봄에 꽃을 따서 햇볕에 말린 후 가루내어 술에 타서 한두 잔 복용한다.

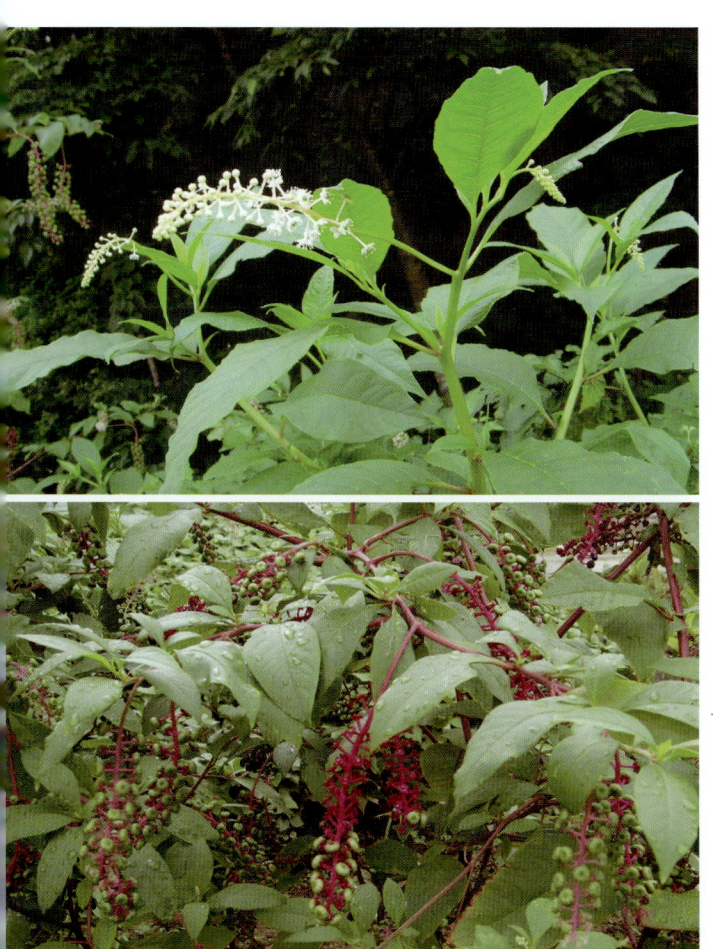

호장근 Reynoutria japonica

- **한약명** _ 호장근虎杖根   • **다른 이름** _ 관절대, 산간, 산장, 오불삼
- **약 효** _ 항균, 항바이러스 작용

이용부위 _ 새순, 잎, 뿌리   개화시기 _ 6~8월흰색

채취시기 _ 봄새순, 수시잎과 뿌리   분포지역 _ 전국의 산과 들, 밭둑

▶ 채취와 보관법
一. 잎은 여름에 뿌리줄기는 수시로 채취하여 쓴다.

▶ 민간요법
一. 늑막염에는 호장근 뿌리를 캐서 물로 씻고 15g을 1회 용량으로 하여 약한 불로 물에 달여서 공복에 복용한다.
一. 뱀에 물렸을 때는 잎을 채취, 짓찧어 환처에 붙인다.
一. 이뇨・진해에는 뿌리줄기를 캐서 물로 씻고 적당한 크기로 잘라 물에 달여 하루에 3번 공복에 복용한다.
一. 어혈에는 봄에 잎을 채취하여 차茶로 마신다.
一. 타박상・화상에는 잎을 뜯어 짓찧어 환처에 붙인다.
一. 부인병・오줌싸개・월경불순에는 뿌리줄기 4~5g을 1회량으로 하여 물에 달여 하루에 3번 공복에 복용한다.
一. 잦은 기침에는 뿌리에 감초를 넣어 물에 달여 마신다.

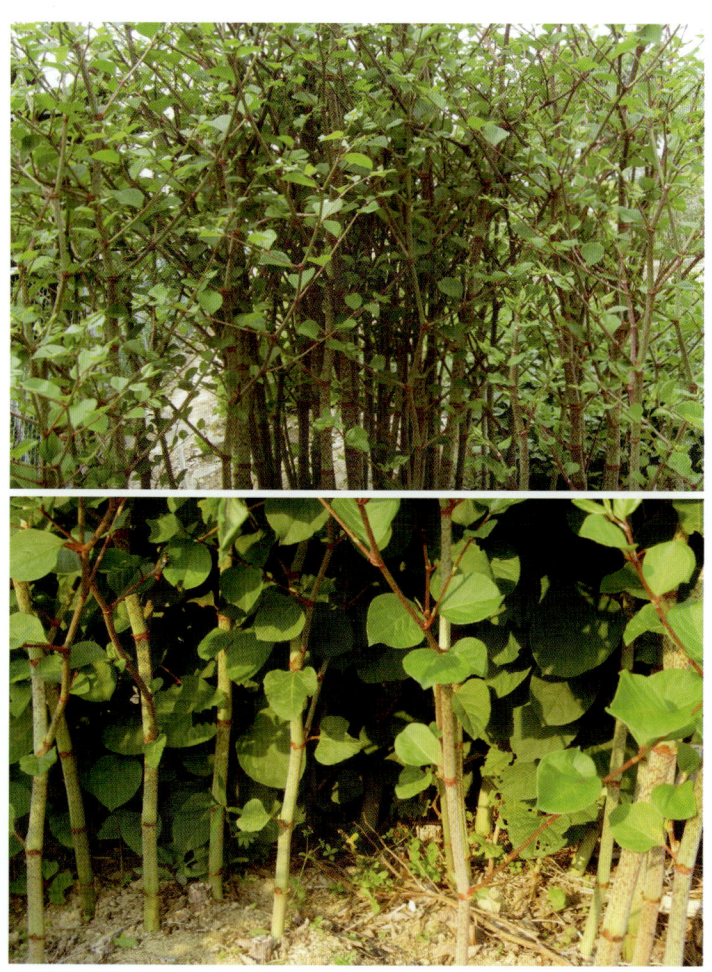

내 몸을 지키는 민간요법 | 51

방풍 Ledebouriella seseloides

- **한약명** _ 방풍防風
- **다른 이름** _ 수방풍, 식방풍, 갯기름나물, 중국방풍
- **약 효** _ 혈액 응고 저지, 항염증 작용 등

이용부위 _ 잎, 뿌리
개화시기 _ 7~8월 백색
채취시기 _ 봄잎, 가을뿌리
분포지역 _ 전국의 산기슭, 남해의 섬

▶ 채취와 보관법
一. 봄에 잎을, 가을에 뿌리를 채취하여 쓴다.

▶ 식용 및 약용법
一. 봄에 잎을 채취하여 끓는 물에 살짝 데쳐서 나물로 먹거나 김치를 담가 먹는다.
一. 가을에 잎과 뿌리를 통째로 채취하여 물로 씻고 물기를 뺀 다음 항아리에 넣고 설탕이나 시럽을 부어 100일 정도 발효를 시킨 후에 효소 1에 찬 물 5를 희석해서 먹는다.

▶ 민간요법
一. 방풍은 일체의 풍증風症을 제거하는 묘약이다. 〈전통 의서〉
一. 갑자기 경련이 생겼을 때는 뿌리를 물에 달여서 먹는다.
一. 반신불수·사지관절이 굴신이 안될 때는 뿌리를 적당한 크기로 잘라 물에 달여 하루에 3번 공복에 복용한다.
一. 중풍 예방이나 중풍을 맞았을 때는 방풍으로 효소를 담가 장복한다.

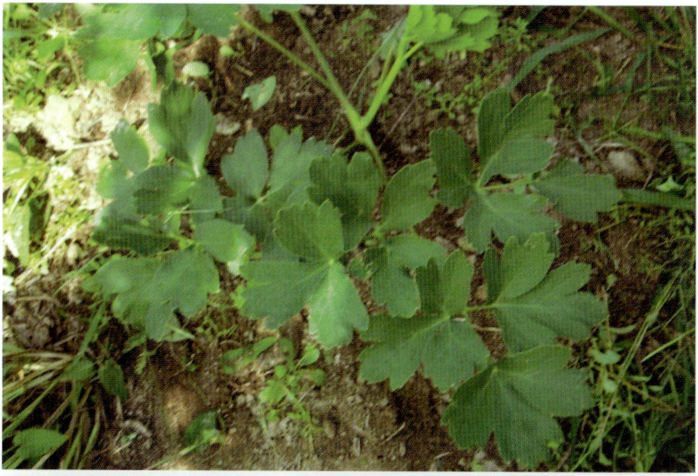

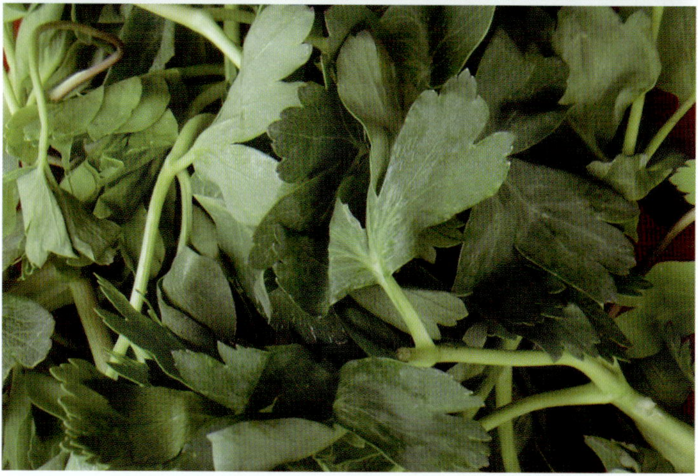

내 몸을 지키는 민간요법

천마 Gastrodia elata

- **한약명** _ 천마天麻   • **다른 이름** _ 적전, 정풍초, 신초
- **약 효** _ 진통, 경련 억제, 진정 작용

이용부위 _ 뿌리   개화시기 _ 6~7월 황갈색
채취시기 _ 늦가을~이듬해 봄   분포지역 _ 전국 산지의 깊은 숲 속

▶ 채취와 보관법
一. 가을부터 이듬해 봄까지 뿌리줄기를 채취한다.

▶ 식용 및 약용법
一. 뿌리를 캐서 껍질을 벗겨내고 생즙이나 튀김으로 먹는다.
一. 뿌리를 캐서 물로 씻고 그늘에서 말린 후 잘게 썰어 생강이나 대추를 넣고 차茶로 마신다.

▶ 민간요법
一. 천마는 말초혈관까지 순환을 시켜주는 신효한 약으로 혈관병에 좋다.
一. 중풍에는 뿌리줄기를 캐서 물로 씻고 적당한 크기로 잘라 물에 달여 하루에 3번 공복에 복용한다.
一. 옹종에는 지상부를 채취하여 짓찧어 환처에 붙인다.
一. 중풍 예방에는 뿌리를 캐서 물로 씻고 껍질을 벗겨낸 후 강판에 갈아 우유에 타서 공복에 먹는다.
一. 마비・기혈소통에는 천마주를 취침 전에 소주 잔으로 한두 잔 마신다.

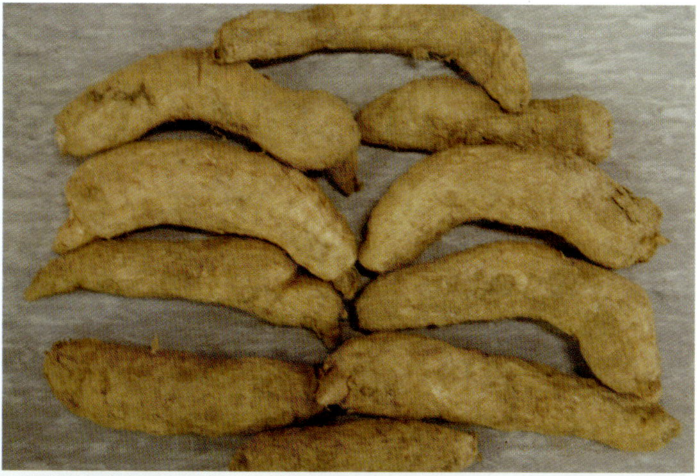

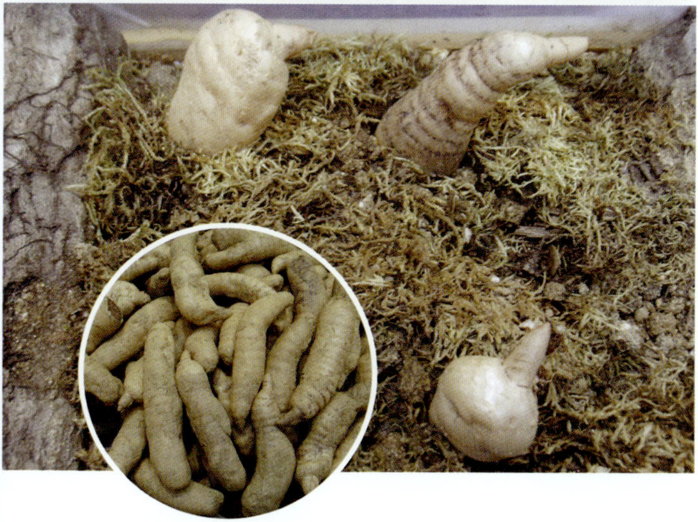

내 몸을 지키는 민간요법 | 55

달맞이꽃 Oenothera biennis

- **한약명** _ 대소초待宵草
- **다른 이름** _ 월하향, 월견자, 야래향, 월견초
- **약 효** _ 소염, 해열 작용

이용부위 _ 꽃종자, 뿌리
개화시기 _ 7~9월 노란색
채취시기 _ 7월 꽃, 9~10월 종자, 수시 뿌리
분포지역 _ 전국의 산과 들

▶ 채취와 보관법
一. 뿌리를 수시로 채취하여 그늘에 말려서 쓴다.

▶ 식용 및 약용법
一. 꽃을 따서 그늘에 말려서 차茶로 마신다. 잎은 몹시 써서 생으로 먹을 수 없지만 끓는 물에 살짝 데쳐서 찬물에 우려내어 먹을 수 있다.
一. 초여름부터 가을까지 잎과 종자를 채취, 항아리에 넣고 설탕이나 시럽을 부어 100일 정도 발효를 시킨 후 효소 1에 찬물 5를 희석해서 먹는다.

▶ 민간요법
一. 달맞이꽃 종자는 콜레스테롤을 비롯한 지질 성분의 과다한 축적 작용을 억제시켜주기 때문에 고지혈증에 좋다. (민간 의약)
一. 당뇨병·고혈압·여성 갱년기에는 달맞이꽃 꼬투리가 터지기 전에 줄기째 채취하여 기름을 짜서 티스푼으로 하루에 3번 식후에 먹는다.
一. 피부염에는 뿌리를 캐서 물로 씻고 물에 달인 후 환처에 바른다.
一. 인후염·기관지염에는 뿌리를 캐서 물로 씻고 진하게 달여 하루에 3번 공복에 복용한다.

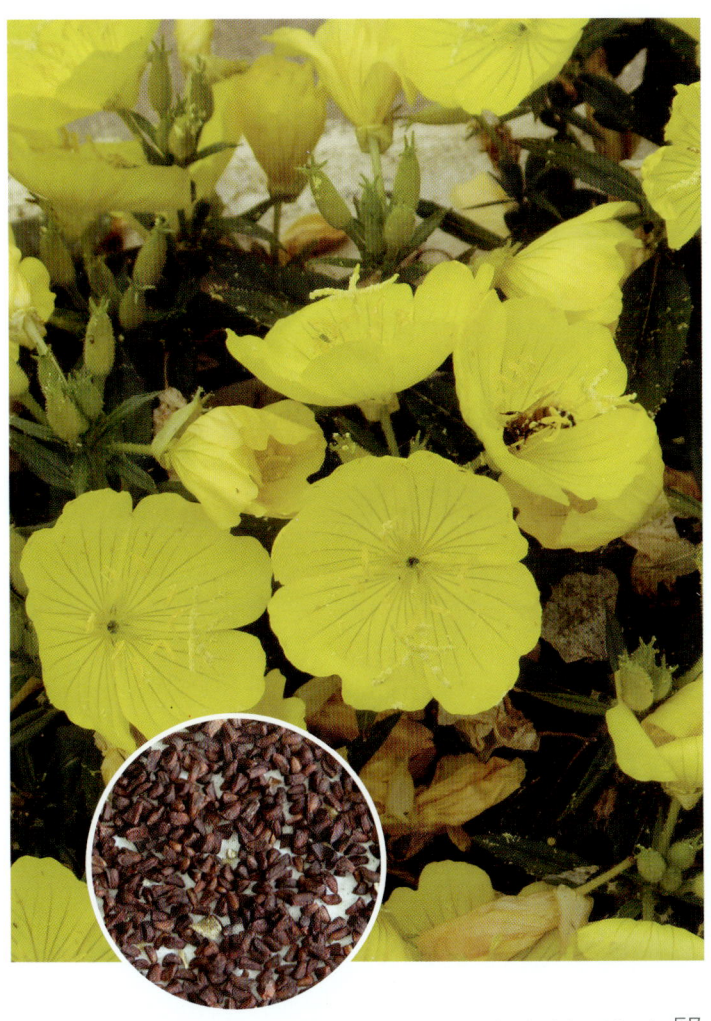

소나무 Pinus densiflora

- **한약명** _ 송절松節 · **다른 이름** _ 솔, 적송, 구룡목, 호피송
- **약 효** _ 인적, 항알레르기 작용

이용부위 _ 꽃가루, 솔잎, 솔방울, 속껍질, 복령   개화시기 _ 5월노란색
채취시기 _ 4월솔순, 5~6월솔방울   분포지역 _ 전국 각지의 산지

▶ 채취와 보관법
一. 꽃가루는 3~4월, 줄기에서 나오는 수지는 수시, 송엽은 새순이 나올 때 채취한다.

▶ 민간요법
一. 간염에는 봄에 솔잎의 생즙을 내서 하루에 3번 공복에 복용한다.
一. 당뇨병에는 솔잎과 검은콩을 가루내어 찹쌀로 배합해서 환을 만들어 식후에 하루 3번 30개씩 먹는다. 솔잎은 혈당을 내려 준다.
一. 설사에는 꿀에 송화가루를 섞어서 환을 만들어 먹는다. 소나무 송화가루에는 탄닌 성분이 다량 함유되어 있다.
一. 요통에는 벌어지지 않은 솔방울을 따서 솔순주를 만들어 취침 전에 한두 잔 마신다.
一. 화상에는 소나무껍질을 채취하여 햇볕에 말린 후 태워서 참기름에 개어 환처에 붙인다. 소나무 솔잎과 껍질에는 탄닌 성분이 있어 피부 궤양에 응용된다.
一. 어지러움증에는 복령+삽주 각각 20g을 물에 달여서 하루에 3번 공복에 복용한다.

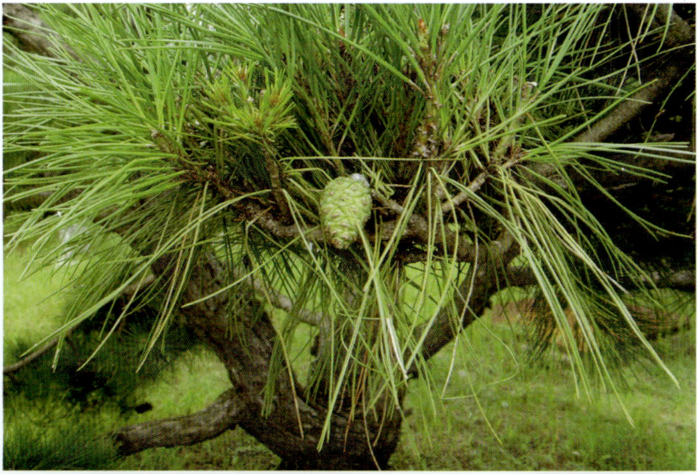

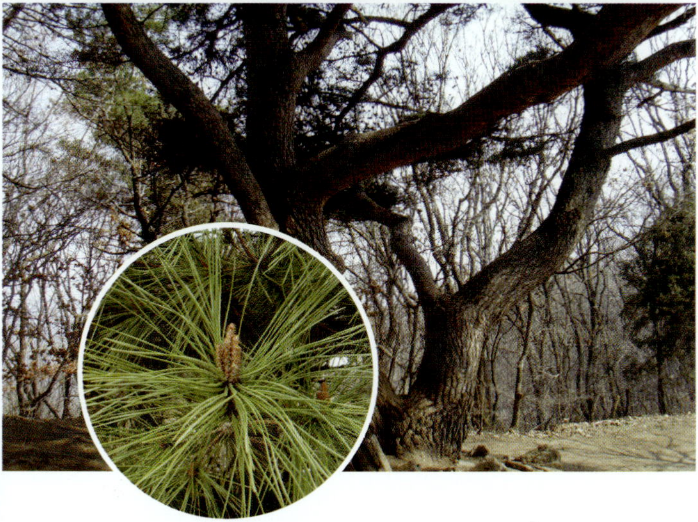

내 몸을 지키는 민간요법 | 59

하눌타리 Tricbosantbes kirilowii

- **한약명** _ 천화분天花粉
- **다른 이름** _ 괄루인, 괄루자, 단설, 화분
- **약 효** _ 혈당강하, 궤양억제 작용

이용부위 _ 종자, 열매, 뿌리 개화시기 _ 7~8월 흰색
채취시기 _ 10월 종자, 가을~이듬해 봄 뿌리 분포지역 _ 중부 이남의 산 밑과 들

▶ 채취와 보관법
一. 가을에 종자와 열매, 뿌리는 수시로 채취하여 쓴다.

▶ 민간요법
一. 당뇨병에는 천화분 20g을 물에 달여 하루에 3번 공복에 복용하거나 하눌타리 1 : 율무 3의 비율로 죽을 쑤어 먹는다.
一. 모유가 부족할 때는 뿌리를 물로 씻고 10g을 물에 달여서 복용한다.
一. 기관지 천식에는 하눌타리 뿌리를 캐서 물로 씻고 10g + 참대 껍질 2g을 물에 달여서 공복에 복용한다.
一. 생리통에는 하눌타리 뿌리 10g을 캐서 물로 씻고 달여서 하루에 3번 공복에 복용한다.
一. 피부 튼 데, 동상에는 열매를 찢이겨 초醋에 타서 환처에 바른다.
一. 땀띠·습진·부스럼에는 뿌리에서 전분을 빼낸 천화분을 환처에 바른다.

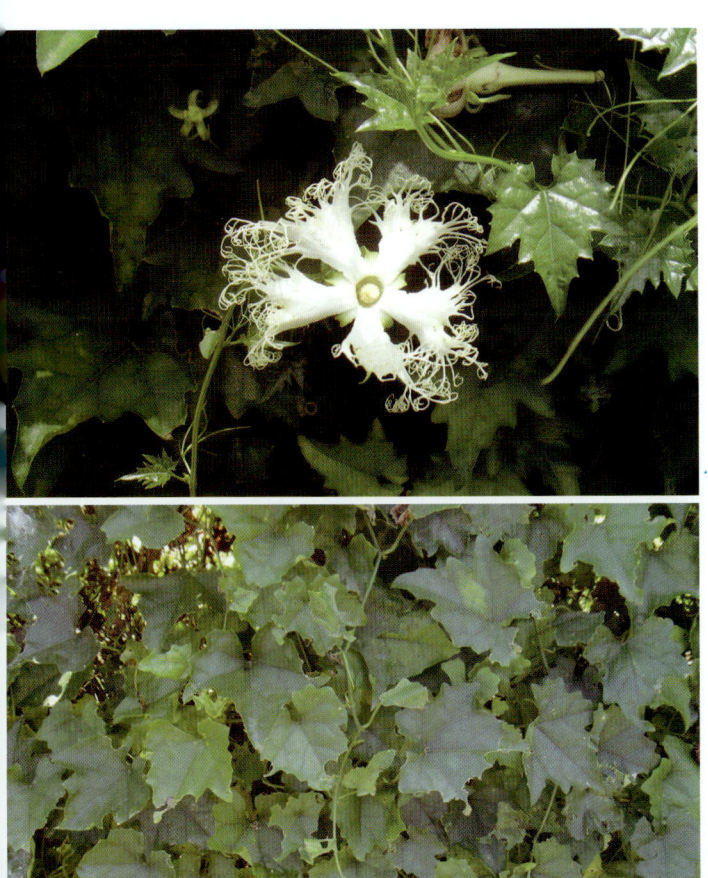

내 몸을 지키는 민간요법 | 61

다래나무 Actindia arguta

- **한약명** _ 미후리
- **다른 이름** _ 개다래, 참다래, 섬다래나무, 쥐다래나무
- **약 효** _ 항암, 중추 신경 흥분 작용

이용부위 _ 잎, 열매, 뿌리   개화시기 _ 5월 갈색을 띤 흰색
채취시기 _ 봄잎, 가을열매   분포지역 _ 전국 산골짜기나 계곡 주변

▶ 채취와 보관법
一. 봄에 잎, 초가을에 열매를 채취하여 쓴다.

▶ 식용 및 약용법
一. 봄에 연한 잎을 따서 나물로 무쳐 먹거나 봄부터 초여름까지 수액을 채취하여 마신다.
一. 초가을에 열매를 따서 용기에 넣고, 19도 소주를 붓고 밀봉하여 3개월 후에 먹는다.
一. 봄에는 잎을, 초가을에는 열매를 따서 항아리에 넣고 설탕이나 시럽을 부어 100일 정도 발효를 시킨 후 효소 1에 찬물 5를 희석해서 마신다.

▶ 민간요법
一. 다래나무는 심한 갈증과 가슴이 답답하고 열이 나는 것을 멎게 하고 결석을 치료하며 장을 튼튼하게 한다. (동의보감)
一. 당뇨병 · 피로회복 · 부종에는 다래수액을 채취하여 마신다.
一. 냉증에는 잎 · 가지 · 열매를 탕에 넣고 우린 물로 목욕을 한다.
一. 통풍 · 결석에는 열매로 효소를 담가 물에 희석해서 마신다.
一. 불면증에는 열매로 술을 담가 취침 전에 소주잔으로 한두 잔 마신다.

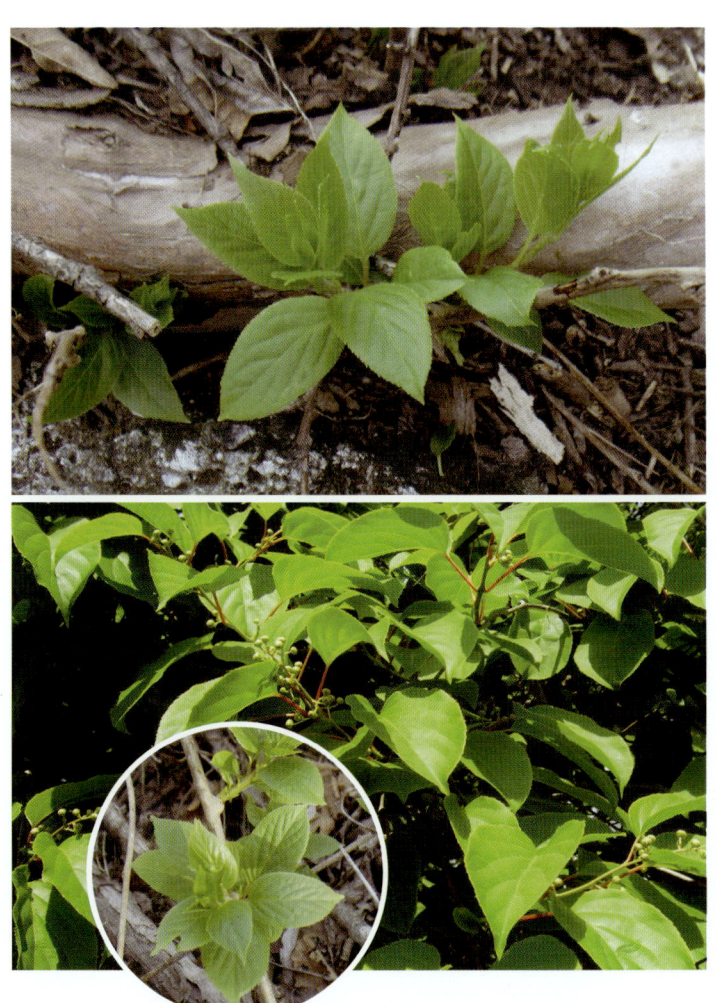

내 몸을 지키는 민간요법

뽕나무 Morus alba

- **한약명** _ 상엽桑葉, 상백피桑白皮, 상지桑枝
- **다른 이름** _ 상수, 오디나무, 뽕, 상목
- **약 효** _ 혈당, 혈압 작용 등

이용부위 _ 잎, 열매, 줄기껍질, 뿌리   개화시기 _ 4~6월 황록색

채취시기 _ 봄 어린 잎, 줄기껍질, 여름 열매, 가을 성숙한 잎, 수시 뿌리

분포지역 _ 전국의 야산이나 밭둑

▶ 채취와 보관법
一. 잎은 가을에 서리가 내린 뒤에 따서 그늘에, 뿌리는 수시로 채취하여 햇볕에 말려서 쓴다.
一. 뽕나무 잎은 서리가 내리기 전에 채취를 하면 약효가 떨어지고, 서리가 내린 다음에 채취를 해야 약효가 높다.

▶ 민간요법
一. 자양 강장의 목적으로 열매 오디를 말려서 달여 마신다.
一. 산후복통에는 뽕나무 잎＋모과＋대추를 배합해서 물로 달여서 통증이 있을 때 마신다.
一. 관절염에는 상영 뽕나무의 가지에 자라는 혹을 따서 잘게 썰어 물에 달여서 하루에 3번 공복에 복용한다.
一. 오줌소태·방광염에는 뿌리껍질 20g을 물로 달여서 하루 3번 복용한다.
一. 신장염에는 뿌리를 태워서 잿물을 만들어 보리밥을 할 때 부어 밥으로 먹는다.
一. 대머리에는 열매의 즙을 바른다.

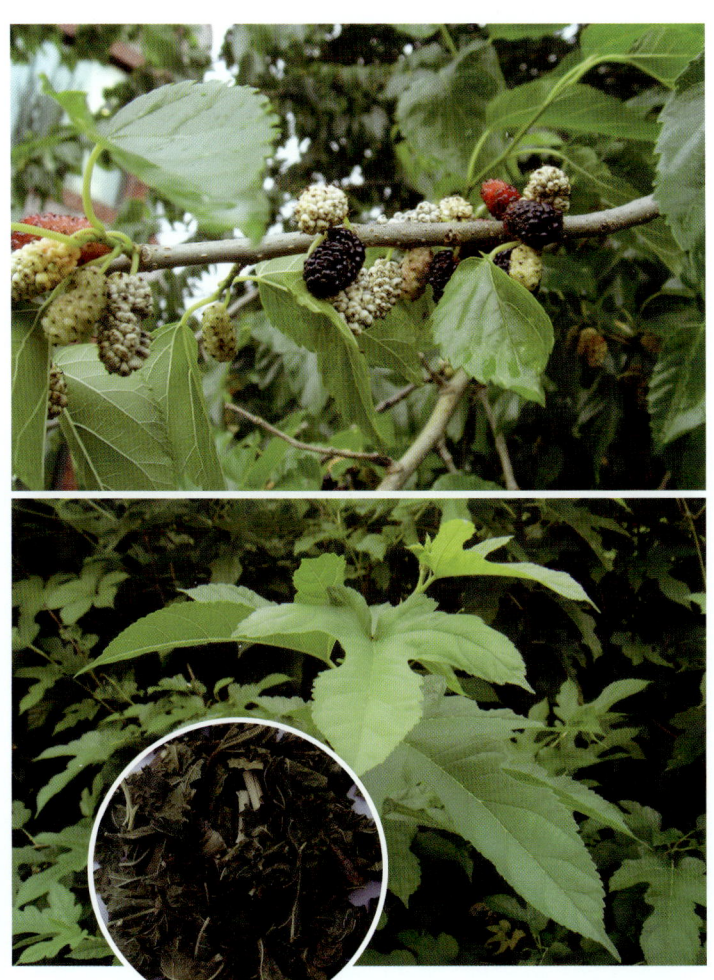

내 몸을 지키는 민간요법 | 65

으름덩굴 Akebia quinata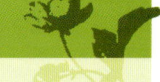

- **한약명** _ 목통木通 • **다른 이름** _ 통초, 통초자, 통초근, 목통실
- **약 효** _ 이뇨, 혈당강하 작용

이용부위 _ 꽃, 열매, 줄기   개화시기 _ 5월 암자색
채취시기 _ 봄 잎, 9~10월 열매, 줄기   분포지역 _ 중남부 이남 숲속, 산비탈, 산기슭

▶ 채취와 보관법

一. 봄에 꽃, 가을에 열매나 줄기를 채취하여 쓴다.

▶ 민간요법

一. 황달에는 열매를 햇볕에 말린 후 불에 구워서 가루를 내어 콧속에 불어 넣는다.

一. 모유가 부족할 때는 으름덩굴 잎 20g + 귤 껍질 15g + 맥문동 8g 말린 것을 가루내어 찹쌀로 배합해서 환으로 만들어 하루에 3번 식후에 20알 먹는다.

一. 급성 신장염에는 으름덩굴 잎·덩굴·열매를 각각 15g씩 채취하여 물에 달여 하루에 3번 공복에 복용한다.

一. 방광염에는 으름덩굴의 덩굴이나 열매 20g을 채취하여 물에 달여 하루에 3번 공복에 복용한다.

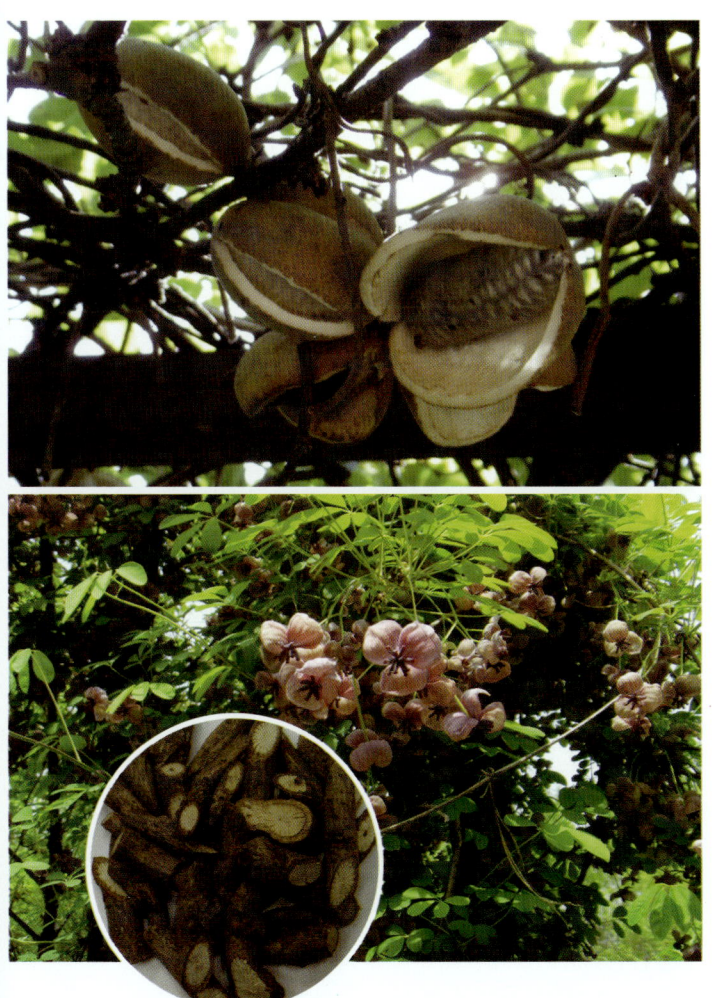

꾸지뽕나무 Cudrania tricuspidata

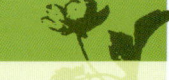

- **한약명** _ 자목柘木   • **다른 이름** _ 돌뽕나무, 활뽕나무, 가시뽕나무
- **약 효** _ 항암, 혈당강하, 혈압강하 작용 등

이용부위 _ 잎, 열매, 줄기, 뿌리   개화시기 _ 5~6월 연노란색
채취시기 _ 봄잎, 가을열매, 줄기, 수시뿌리   분포지역 _ 전국의 산기슭이나 밭둑

▶ 채취와 보관법

一. 잎은 봄에, 열매나 줄기는 가을에, 뿌리는 수시로 채취하여 쓴다.

▶ 민간요법

一. 위암과 식도암에는 뿌리 속껍질 40g을 식초에 담근 후에 하루에 3번 복용한다.

一. 황달에는 꾸지뽕나무 뿌리 15g을 캐서 물로 씻은 후에 삶은 물로 감주를 만들어 수시로 먹는다.

一. 고혈압에는 잎이나 뿌리를 채취하여 적당한 크기로 잘라 토복령을 가미하여 물에 달여서 하루에 3번 공복에 복용한다. 장복을 해야 효능을 볼 수 있다.

一. 당뇨병에는 잎을 채취하여 그늘에 말린 후에 차茶로 수시로 마신다.

一. 불면증 · 이명에는 뿌리를 캐서 물로 씻고 적당한 크기로 잘라 용기에 넣고 19도 소주를 부어 3개월간 밀봉해 두었다가 취침 전에 소주잔으로 한두 잔을 마신다.

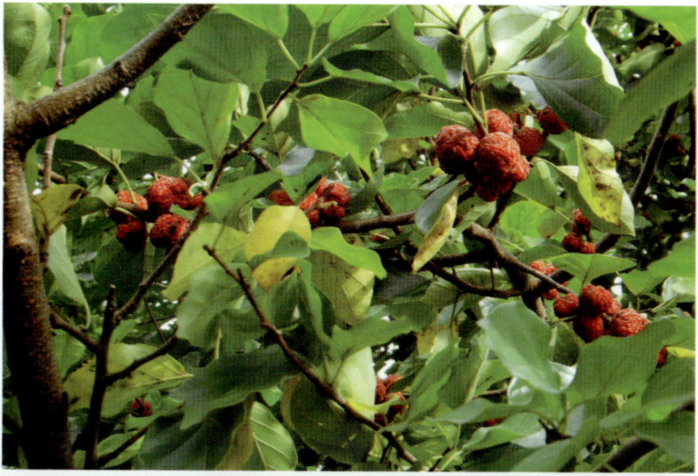

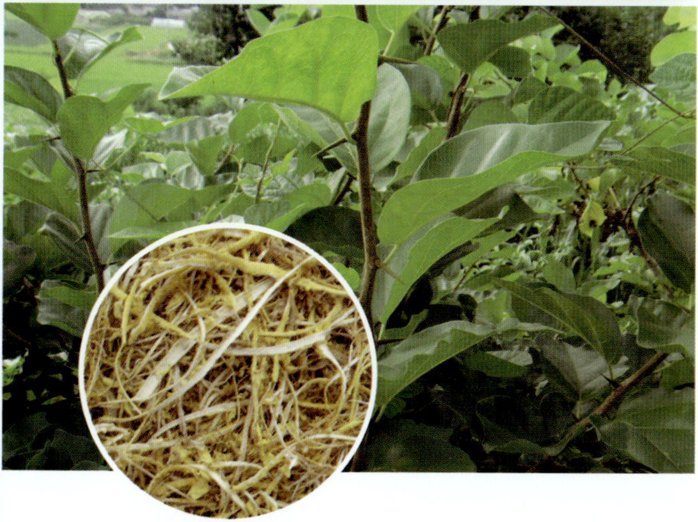

내 몸을 지키는 민간요법 | 69

여주 Momordica charantia

- **한약명** _ 고과품과 · **다른 이름** _ 금여지, 만여지, 나포도
- **약 효** _ 혈당강하, 항암 작용

이용부위 _ 잎, 열매
채취시기 _ 봄잎, 8~9월열매
개화시기 _ 6월 노란색
분포지역 _ 전국

▶ 채취와 보관법
一. 봄에 잎, 가을에 열매를 채취하여 쓴다.

▶ 식용 및 약용법
一. 가을에 성숙한 열매를 따서 과육으로 먹거나 그늘에 말려 용기에 넣고 끓여 꿀을 타서 차로 먹는다.
一. 가을에는 성숙한 열매를 항아리에 넣고 설탕이나 시럽을 부어 100일 정도 발효를 시킨 후에 효소 1에 찬물 5를 희석해서 먹는다.

▶ 민간요법
一. 여주에 함유된 카란틴charantin 성분은 췌장의 기능을 활발하게 만들어 인슐린 분비를 촉진하여 혈당을 낮춰준다.
一. 여주씨는 체기滯氣를 없애고 한사寒邪를 물리치며 위장통과 위경련과 부인 혈기통을 다스린다. 껍질은 두창을 발하므로 태워서 사용한다.
一. 조금씩 먹으면 위한胃寒과 복통, 어지러움증을 다스린다. 〈식물요법〉
一. 당뇨병에는 열매를 따서 햇볕에 말려 하루 용량 10~15g을 물에 달여 아침 저녁으로 공복에 복용한다.

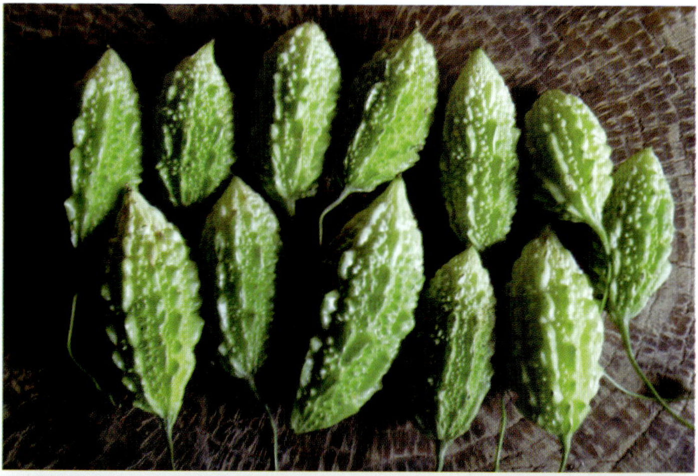

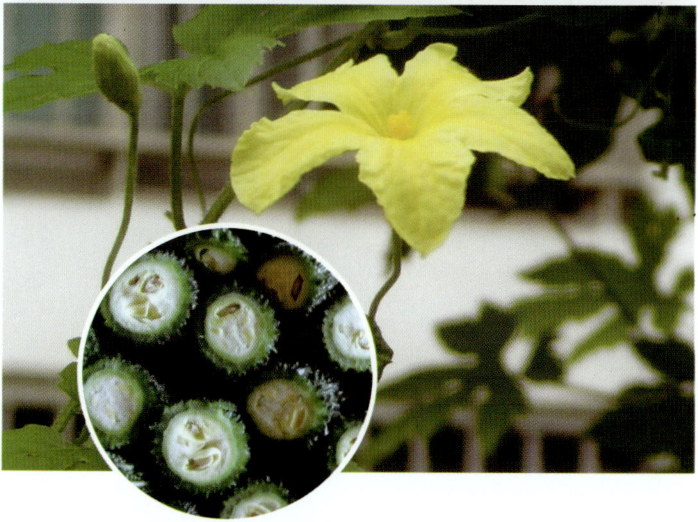

내 몸을 지키는 민간요법 | 71

지치 Lithospermum erythrorhizon

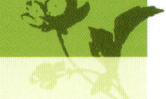

- **한약명** _ 자근紫根 • **다른 이름** _ 칙금잔, 촉기근, 호규근
- **약 효** _ 항염증, 항종양 작용

이용부위 _ 뿌리   개화시기 _ 6월 흰색, 분홍색, 자주색
채취시기 _ 가을~겨울   분포지역 _ 산 경사면이나 밭반 음지

▶ 채취와 보관법
一. 가을~겨울에 뿌리를 채취하여 쓴다.

▶ 식용 및 약용법
一. 뿌리를 캐서 소주를 분무하여 칫솔로 흙을 제거한 뒤 그늘에 말려서 가루를 내어 물에 타서 먹거나 찹쌀과 배합하여 환으로 만들어 먹는다.
一. 흙을 제거한 뿌리를 적당한 크기로 잘라 항아리에 넣고 설탕이나 시럽을 부어 100일 정도 발효를 시킨 후에 효소 1에 찬물 5를 희석해서 먹는다.

▶ 민간요법
一. 간질병에는 자연산 지치 뿌리를 캐서 칫솔로 분무하여 흙을 제거한 후에 적당한 크기로 잘라 참기름에 졸여서 먹는다.
一. 불면증에는 뿌리로 술 19도 소주을 담가 취침 전에 한두 잔을 마신다.
一. 냉증에는 뿌리를 가루내어 만든 환을 하루에 3번 식후에 30~50개씩 먹거나 지치주를 적당히 마신다.
一. 창상에는 뿌리로 고약을 만들어 환처에 붙인다.
一. 화상에는 뿌리를 달인 물을 환처에 바른다.
一. 황달에는 지치로 효소를 담가 하루 3번 공복에 먹는다.

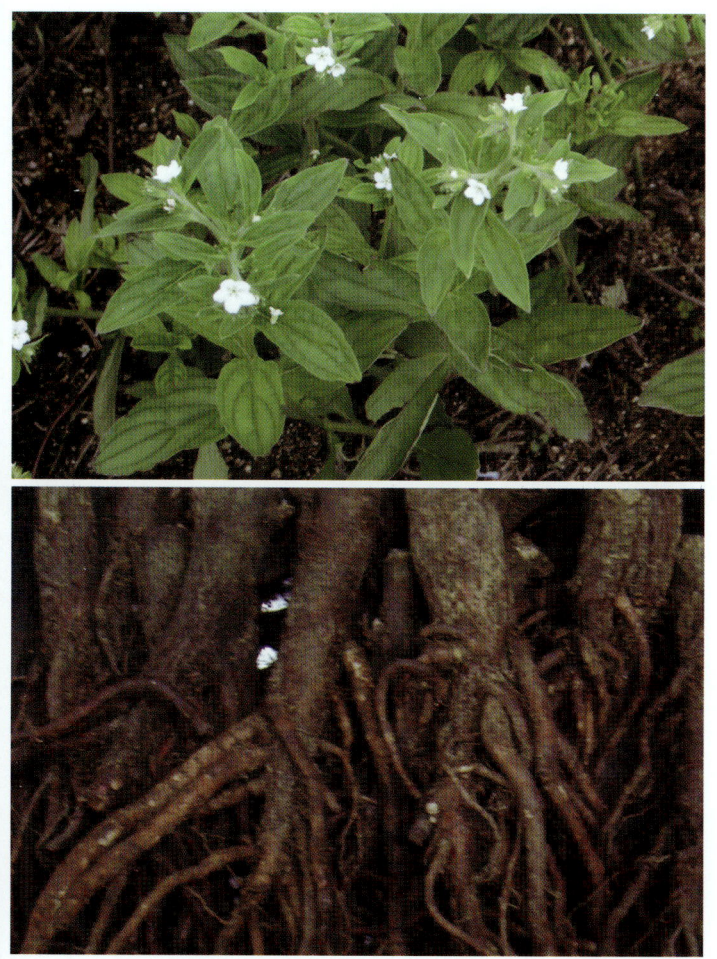

호랑가시나무 Llex cornuta

- **한약명** _ 구골엽枸骨葉, 구골자枸骨子 • **다른 이름** _ 호랑이발톱나무, 가시낭이, 묘아자, 구골목
- **약 효** _ 항염 작용, 혈압강하 작용

이용부위 _ 잎, 종자   개화시기 _ 4~5월 흰녹색
채취시기 _ 봄잎, 가을종자   분포지역 _ 남부 지방 산기슭의 양지

▶ 채취와 보관법
一. 여름에 잎, 가을에 종자를 채취하여 쓴다.

▶ 식용 및 약용법
一. 봄에 어린 새순을 채취하여 그늘에 말려서 잘게 썰어 차茶로 먹는다.
一. 가을에 빨갛게 익은 열매를 따서 용기에 넣고 19도 소주를 부어 밀봉하여 3개월 후에 먹거나 봄에 어린 잎을, 가을 이후 이듬해 봄까지는 줄기와 뿌리를 적당한 크기로 잘라 항아리에 넣고 설탕이나 시럽을 부어 100일 정도 발효를 시킨 후에 효소 1에 찬물 5를 희석해서 먹는다.

▶ 민간요법
一. 관절염·퇴행성 관절염에는 잎을 채취하여 물에 달여 하루에 3번 공복에 복용한다.
一. 근골동통에는 가지나 뿌리를 달인 물로 환처에 바른다.
一. 고혈압에는 잎이나 가지로 효소를 담가 공복에 물에 희석해서 먹는다.

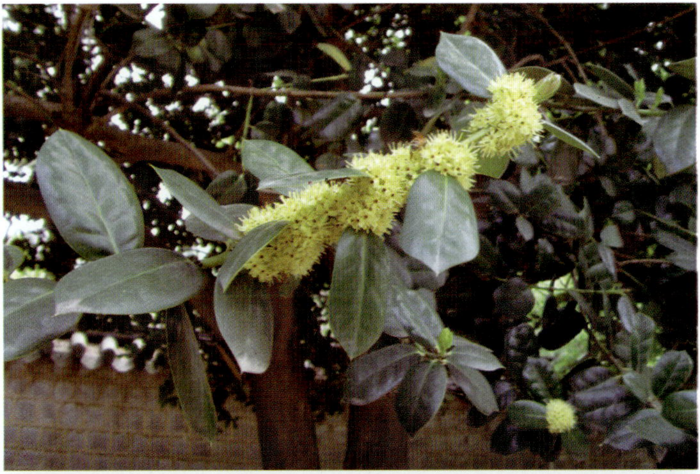

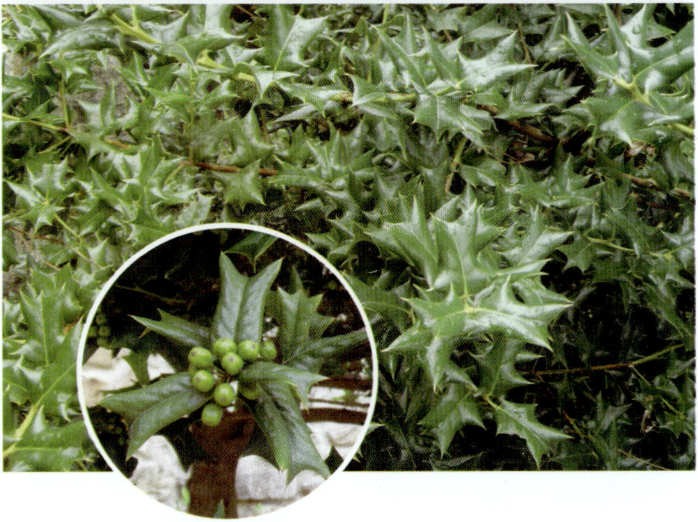

내 몸을 지키는 민간요법 | 75

쇠무릎 Achyranthes japonica

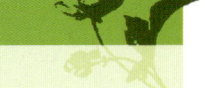

- **한약명** _ 우슬牛膝
- **다른 이름** _ 쇠물팍, 우경, 접골초, 고장근
- **약 효** _ 진통, 혈압강하, 흥분, 항균 작용 등

| 이용부위 _ 잎, 줄기, 뿌리 | 개화시기 _ 8~9월 연한 녹색 |
| 채취시기 _ 봄~여름잎,줄기, 가을~겨울뿌리 | 분포지역 _ 중부 이남의 산과 들, 밭둑 |

▶ 채취와 보관법
一. 봄과 여름에는 잎과 줄기, 가을에서 겨울까지 뿌리를 채취하여 쓴다.

▶ 식용 및 약용법
一. 봄에 어린잎을 채취하여 끓은 물에 살짝 데쳐서 나물로 먹거나 뿌리를 진하게 달여 우려낸 물에 엿기름을 넣고 우슬조청으로 먹거나 잎을 따서 그늘에 말려 차로 마신다.

▶ 민간요법
一. 무릎관절염에는 쇠무릎을 채취하여 12g을 1회 용량으로 하여 하루에 3번 공복에 복용한다.
一. 소변이 안 나올 때는 우슬+익모초+은행을 물에 달여 하루에 3번 공복에 복용한다.
一. 어혈·옹저에는 생우슬을 채취하여 짓찧어 환처에 붙인다.
一. 이뇨·부종에는 우슬탕을 만들어 먹는다.
一. 타박상에는 뿌리를 캐서 물로 씻고 짓찧어 환처에 붙인다.
一. 신경통에는 우슬주酒를 마신다.

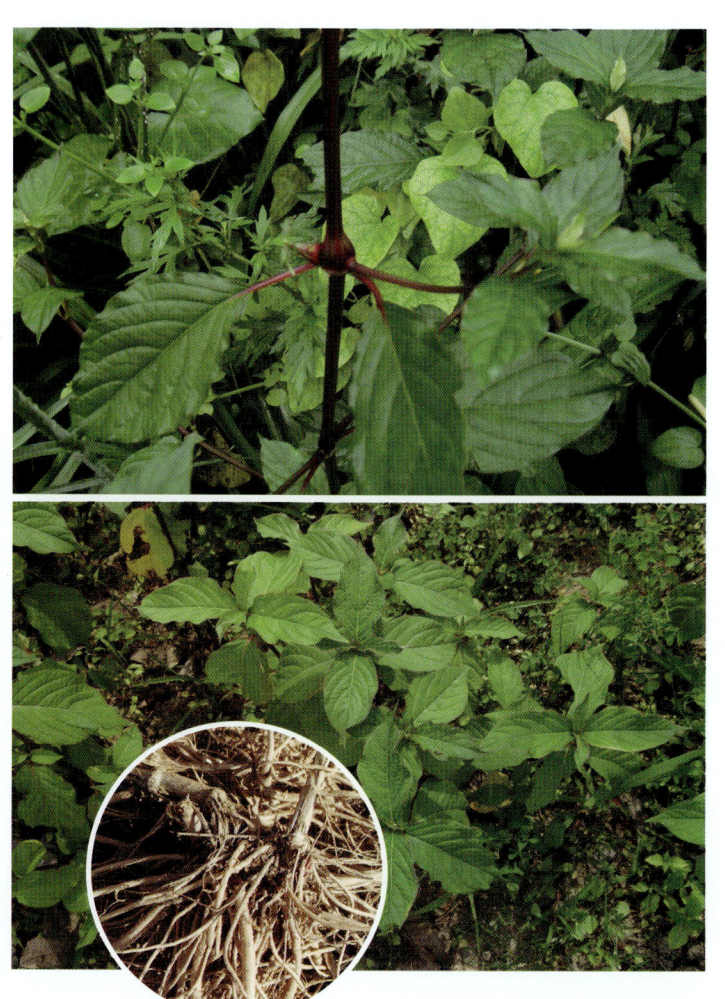

내 몸을 지키는 민간요법

잇꽃 Cartamamus tinctorus

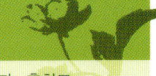

- **한약명** _ 홍화紅花, 홍화자紅花子
- **약 효** _ 혈액 응고 작용 등
- **다른 이름** _ 홍람화, 자홍화, 홍화자, 홍화묘

이용부위 _ 꽃, 종자
개화시기 _ 7~8월 붉은빛이 도는 노란색, 홍색
채취시기 _ 7~8월 꽃, 가을 종자
분포지역 _ 전국에서 재배

▶ **채취와 보관법**

一. 꽃은 7~8월에, 종자는 가을에 종자를 채취하여 말려서 쓴다.

▶ **민간요법**

一. 토종 홍화씨에는 백금과 칼슘 성분이 함유돼 있어 뼈를 붙게 하고 튼튼하게 하므로 골질환에 좋다.
一. 골절·골다공증을 예방할 때에는 종자를 채취하여 가루를 내어 먹거나 기름을 짜서 하루에 3번 공복에 복용한다.
一. 어혈에 의한 통증에는 꽃을 채취하여 그늘에 말린 후에 차로 먹는다.
一. 부인의 혈기가 정체되어 일어나는 복통에는 종자를 물에 달여서 마신다.
一. 동맥경화에는 종자로 기름을 짜서 식후에 한 스푼씩 먹는다.
一. 부스럼에는 씨를 달임 물로 목욕을 한다.
一. 종기에는 새싹을 짓찧어 환처에 바른다.

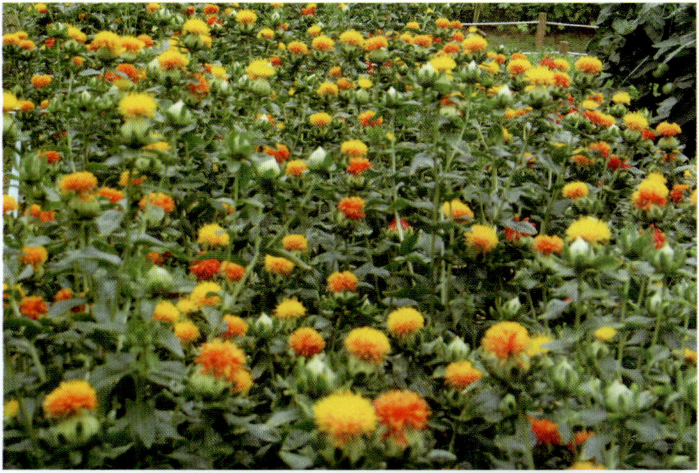

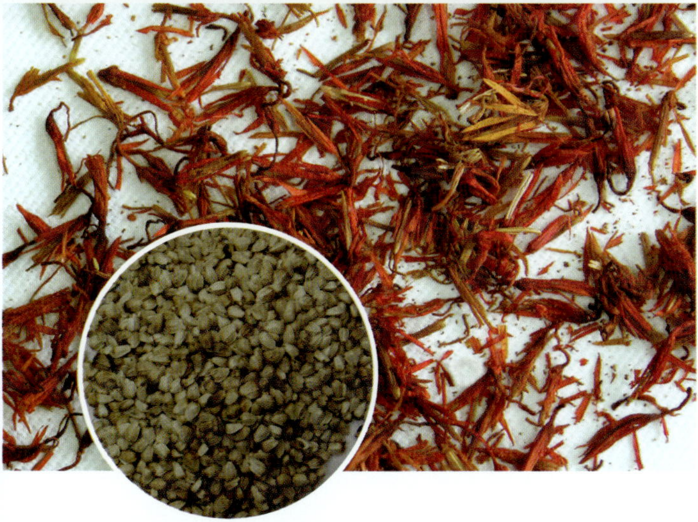

골담초 Caragana sinica

- **한약명** _ 금작근金雀根   • **다른 이름** _ 금작화, 금작목, 골담근, 금계아
- **약 효** _ 혈압강하, 항염, 진통 작용 등

| 이용부위 _ 꽃, 새순, 열매, 뿌리 | 개화시기 _ 5~6월 노란색 |
| 채취시기 _ 봄꽃과 새순, 9월 열매, 11월 뿌리 | 분포지역 _ 산지와 마을 부근 |

▶ 채취와 보관법
一. 5~6월에 꽃을, 가을에 열매와 뿌리를 채취하여 말려서 쓴다.

▶ 식용 및 약용법
一. 봄에 꽃을 따서 그늘에 말려 차로 먹는다.
一. 뿌리를 캐서 물로 씻고 용기에 넣고 19도 소주를 부어 밀봉하여 3개월 후에 먹거나 항아리에 넣고 설탕이나 시럽을 부어 100일 정도 발효를 시킨 후에 효소 1에 찬물 5를 희석해서 먹는다.

▶ 민간요법
一. 골절에는 가지 20g을 채취하여 물로 달여서 복용한다. 골담초는 골절의 재생을 돕고 근육의 탄력을 좋게 한다.
一. 타박상·어혈에는 뿌리를 채취하여 달인 물을 환처에 바른다.
一. 관절통에는 꽃이나 잎을 따서 차로 마신다. 장복해야 효과를 볼 수 있다.

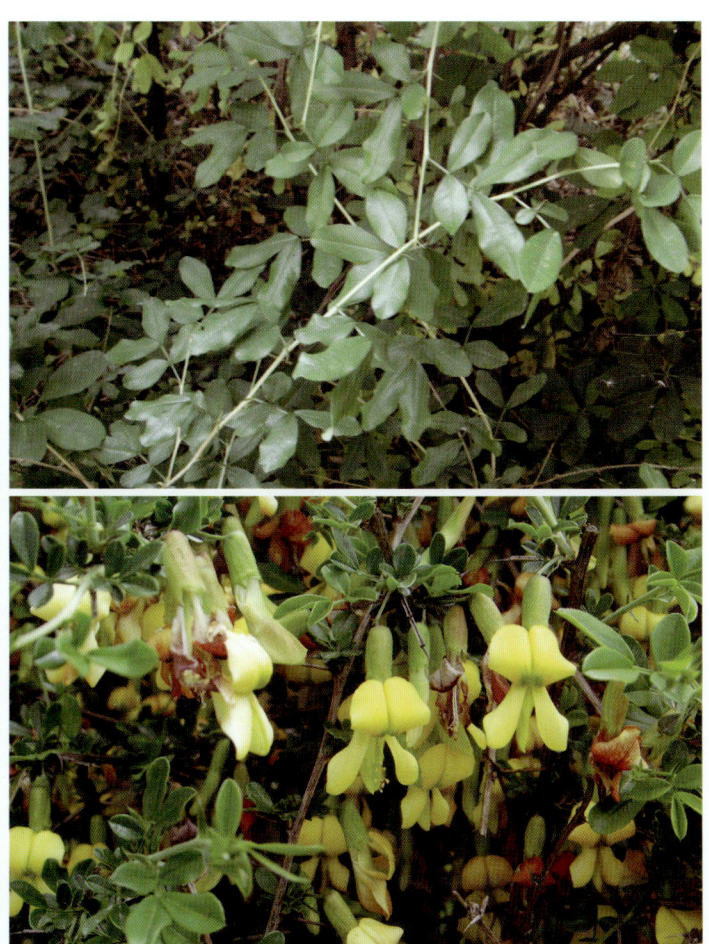

개똥쑥 Artemisia annua

- **한약명** _ 황화호黃花蒿 **다른 이름** _ 진잎쑥, 개땅숙, 인진호
- **약 효** _ 항암, 살충, 향균작용

이용부위 _ 꽃, 뿌리   개화시기 _ 5~6월 녹황색
채취시기 _ 봄꽃, 가을뿌리   분포지역 _ 전국의 산기슭이나 밭둑

▶ 채취와 보관법
一. 꽃은 5~6월에, 뿌리는 가을에 채취하여 말려서 쓴다.

▶ 식용 및 약용법
一. 봄에 어린잎을 따서 된장이나 국을 끓일 때 넣어 먹거나 쑥처럼 갈아서 떡으로 먹거나 그늘에 말려서 차로 먹는다.

▶ 민간요법
一. 개똥쑥이 주목을 받기 시작한 것은 2008년 미국 워싱턴대학 연구팀이 암 저널Cancer Letters에서 '개똥쑥이 기존의 암 환자에게 부작용은 최소화하면서 항암 효과는 1,000배 이상 높은 항암제로 기대된다'고 발표하면서부터이다.
一. 현재 개똥쑥의 플라보노이드 성분은 말라리아 치료제인 아테미시닌 artemisinin 제조에 의약품으로 사용되고 있다.
一. 각종 암・위암・상피암에는 잎과 줄기를 물에 달여서 하루에 3번 식후에 복용한다.
一. 부스럼・옴에는 개똥쑥을 채취하여 짓찧어 환처에 붙인다.

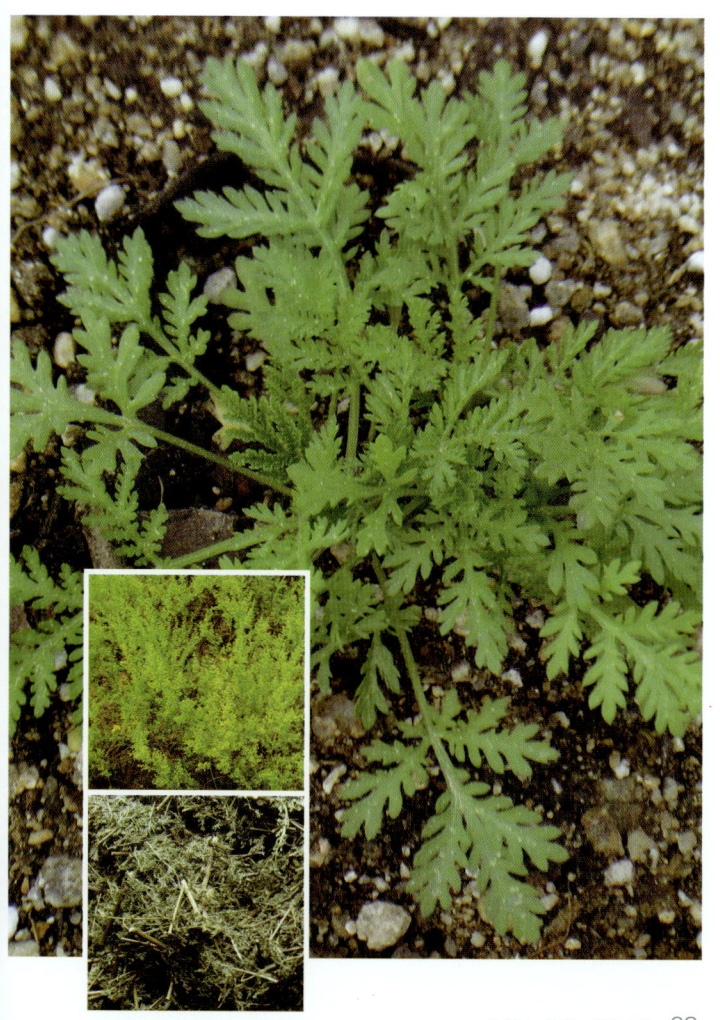

꿀풀 Prunella vulgaris var. liacina

- **한약명** _ 하고초夏枯草   • **다른 이름** _ 동풍, 철색초, 맥하초, 근골초
- **약 효** _ 소염, 종기나 염증 반응 억제 작용 등

이용부위 _ 꽃, 전초   개화시기 _ 5~7월 붉은 빛을 띤 보라색
채취시기 _ 봄~여름   분포지역 _ 전국의 들과 산기슭 양지

▶ 채취와 보관법

一. 봄에 꽃, 여름에 전초를 채취하여 그늘에서 말린 후 쓴다.
一. 꿀풀의 화수花穗, 꽃이삭는 꽃이 핀 후 여름에 시들어버려 검게 변할 때 채취하여 쓴다.

▶ 민간요법

一. 소변을 보지 못할 때는 꽃을 물에 달여서 하루에 3번 공복에 복용한다.
一. 나력결핵 목 램프샘염에는 하고초를 물에 달여서 하루에 3번 공복에 복용한다.
一. 갑상선종이 헐어서 터진 부스럼·종기에는 하고초를 달인 물을 환처에 바른다.
一. 각종 암에는 하고초차를 마시거나 효소를 물에 희석해서 먹는다.
一. 고혈압·간염에는 하고초를 가루내어 찹쌀과 배합하여 환으로 만들어 하루에 3번 식후에 30~50개씩 먹는다.

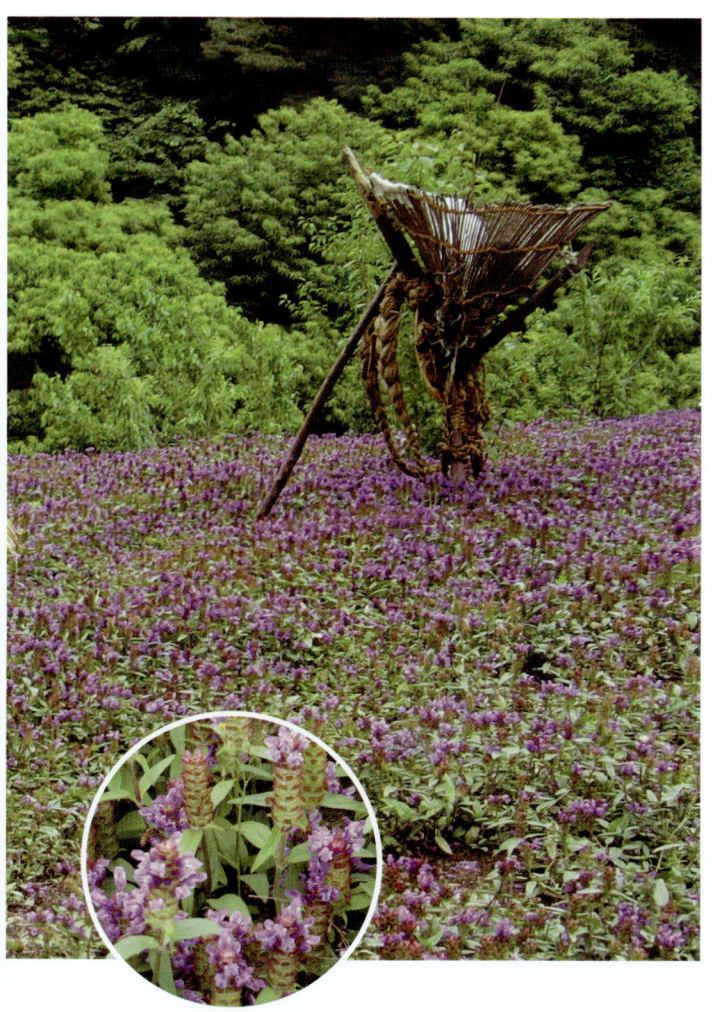

겨우살이 Viscum album var. coloratum

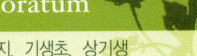

- **한약명** _ 상기생桑寄生, 곡기생
- **약 효** _ 항암, 혈압강하 작용 등
- **다른 이름** _ 동청, 황금가지, 기생초, 상기생

이용부위 _ 전초 개화시기 _ 2~3월 연노란색
채취시기 _ 겨울~봄 분포지역 _ 강원도 산속

▶ 채취와 보관법
一. 겨울에서 봄까지 채취하여 황금색이 될 때까지 햇볕에 말려서 쓴다.
一. 약초로 쓸 때는 물만을 끓인 후에 80°C의 물에 우려내어 쓴다.

▶ 민간요법
一. 유럽에서는 1926년부터 겨우살이에서 암치료 물질을 추출, 임상에 사용하고 있다.
一. 각종 암에는 황금색으로 변한 겨우살이를 적당한 크기로 잘라 물에 달여서 하루에 3번 공복에 복용한다.
一. 불임에는 겨우살이를 채취하여 적당한 크기로 잘라 물에 달여 하루에 3번 복용한다.
一. 간염·고혈압에는 차로 마신다. 장복해야 효과를 볼 수 있다.
一. 불면증에는 겨우살이주를 담가 취침 전에 소주잔으로 한두 잔을 마신다.

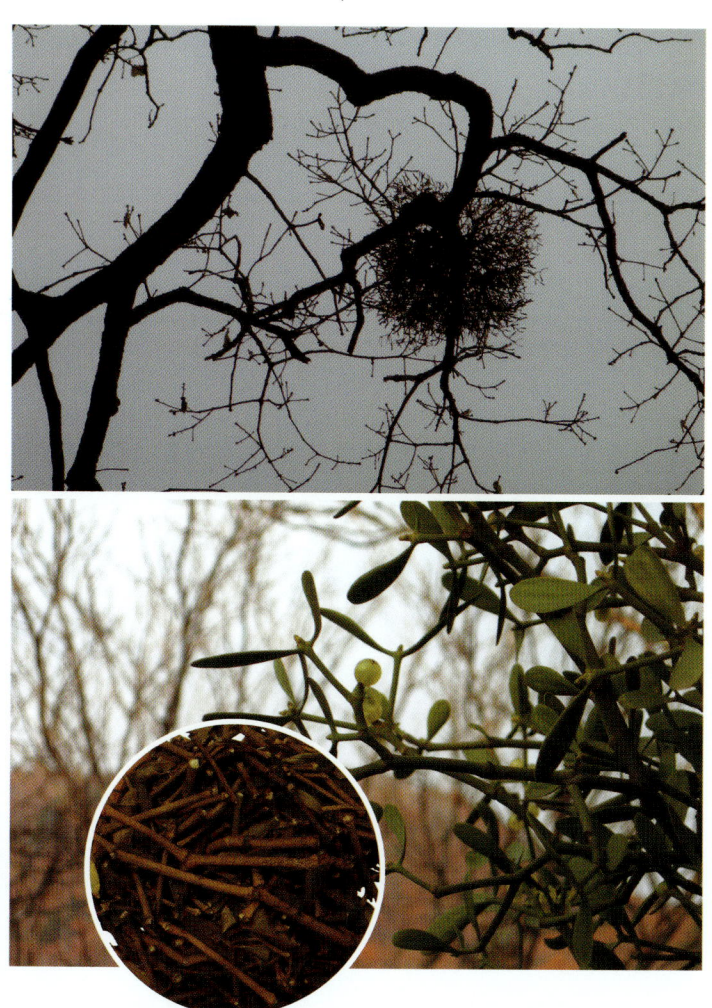

바위솔 Orostachys japonicus

- **한약명** _ 와송瓦松 · **다른 이름** _ 와연화, 지붕지기, 지부지기, 와상
- **약 효** _ 항암, 해열 작용

이용부위 _ 전초 개화시기 _ 9월 흰색
채취시기 _ 가을 분포지역 _ 중부 이남, 지붕 위, 바닷가의 바위

▶ 채취와 보관법
一. 가을에 전초를 채취하여 말려서 쓴다.

▶ 식용 및 약용법
一. 가을에 채취하여 그늘에 말려서 적당한 크기로 잘라 꿀을 타서 차로 먹는다.
一. 가을에 꽃, 잎, 받침 전체를 항아리에 넣고 설탕이나 시럽을 부어 100일 정도 발효를 시킨 후에 효소1에 찬물7을 희석해서 먹는다.

▶ 민간요법
一. 각종 암에는 전초를 적당한 크기로 잘라 물에 달여 하루에 3번 공복에 복용한다.
一. 습진·치질에는 전초를 짓찧어 즙을 내어 환처에 붙인다.
一. 화상에는 전초를 물에 달인 물로 환처에 바른다.
一. 간염에는 전초를 짓찧어 생즙을 내서 먹는다.
一. 지혈·토혈에는 전초를 채취하여 그늘에 말려 차로 먹거나 효소를 담가 물에 희석해서 먹는다.

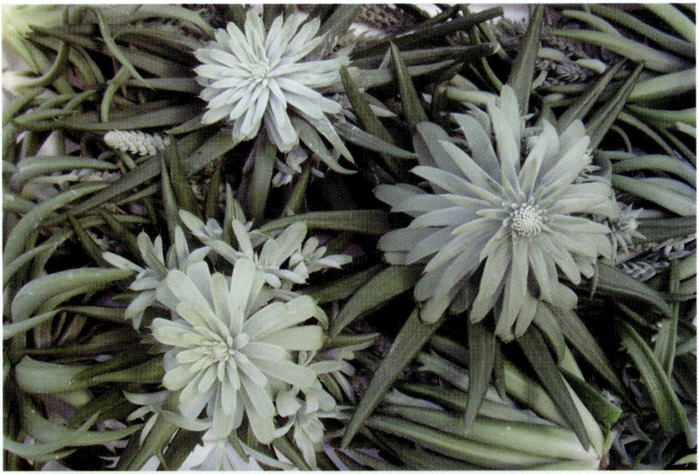

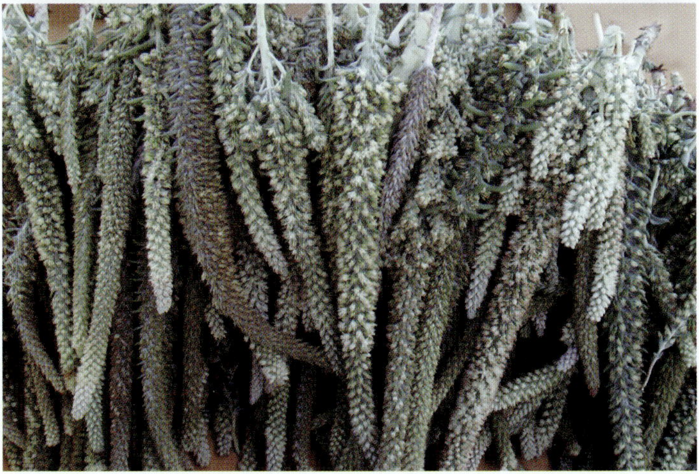

내 몸을 지키는 민간요법 | 89

부처손 Selaginella tamariscina

- **한약명** _ 권백卷柏   • **다른 이름** _ 장생불사초, 불로초, 불사초
- **약 효** _ 항암, 해열, 항염, 해독, 지혈 작용

이용부위 _ 전초 개화시기 _ 포자식물로 꽃이 없음
채취시기 _ 1년 내내 분포지역 _ 전국 산지의 바위

▶ 채취와 보관법
一. 수시로 전초를 채취하여 말려서 쓴다.

▶ 식용 및 약용법
一. 수시로 전초를 채취하여 용기에 넣고 19도 소주를 부어 밀봉하여 3개월 후에 먹거나 가루내어 찹쌀과 배합하여 환으로 만들어 먹는다.

▶ 민간요법
一. 부처손은 신장을 이롭게 하고 달여서 즙을 상복하면 하열, 통경에 효과가 있다.
一. 폐암에는 전초를 채취하여 물에 달여서 하루에 3번 공복에 복용한다.
一. 치질에는 전초를 채취하여 햇볕에 말린 후 쪄서 우러나는 수증기를 환부에 쏘인다. 치질 부위에 응용된다.
一. 간염·복통에는 전초를 짓찧어 즙을 내서 먹는다.
一. 혈변·혈뇨·탈항에는 전초를 볶아서 지혈제로 사용한다.
一. 여성의 음부가 가려울 때에는 전초를 달인 물로 씻는다.
一. 몸속의 종양·어혈이 있을 때는 전초로 효소를 담가 물에 희석해서 먹는다.

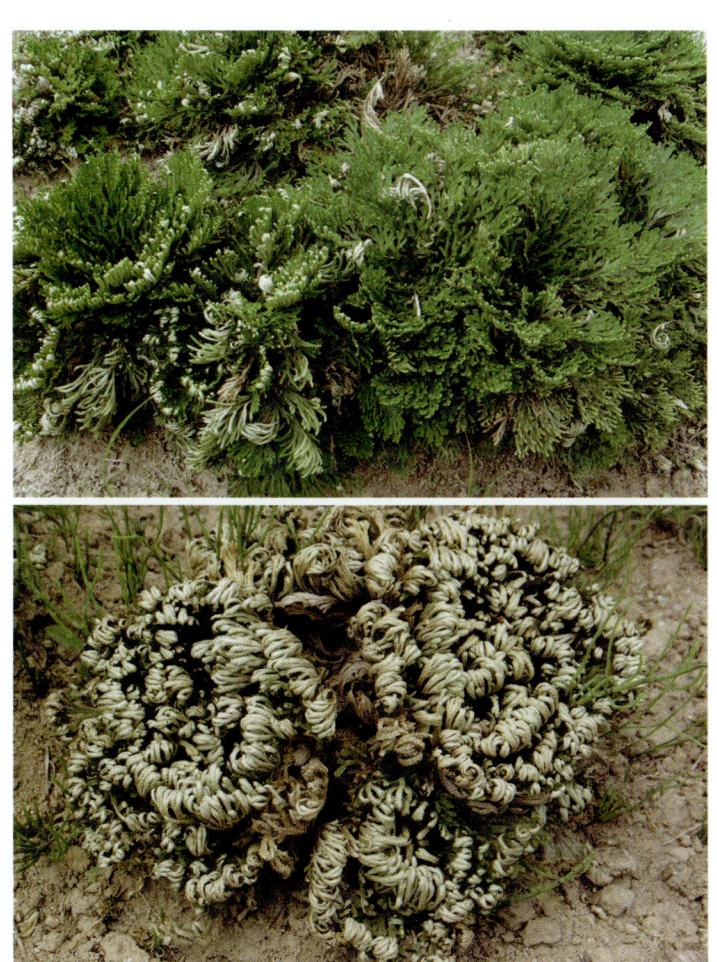

내 몸을 지키는 민간요법

주목 Taxus cuspidata

- **한약명** _ 자삼紫杉 **다른 이름** _ 붉은색 나무 /
- **약 효** _ 항암, 혈당강하 작용

이용부위 _ 잎, 가지   개화시기 _ 4월황색, 녹색

채취시기 _ 봄~여름   분포지역 _ 해발 1000m가 넘는 정상이나 능선에서 자란다.

▶ 채취와 보관법

一. 봄부터 가을까지 잎과 가지를 채취하여 말려서 쓴다.

▶ 식용 및 약용법

一. 봄에 성숙한 꽃을 따서 용기에 넣고 19도 소주를 부어 밀봉하여 3개월 후에 먹거나 봄부터 가을까지 잎과 줄기를 채취하여 적당한 크기로 잘라 항아리에 넣고 설탕이나 시럽을 부어 100일 정도 발효를 시킨 후에 효소 1에 찬물 7을 희석해서 먹는다.

▶ 민간요법

一. 서양 주목에서 추출한 탁솔taxol은 자궁암, 유방암 등 항암제 의약품으로 시판되고 있다.

一. 각종 암에는 잎이나 줄기껍질을 채취하여 물에 달여 하루에 3번 식후에 복용한다.

一. 고혈압 · 신장병 · 당뇨병에는 잎이나 줄기를 채취하여 차茶로 먹거나 효소를 담가 물에 희석해서 먹는다.

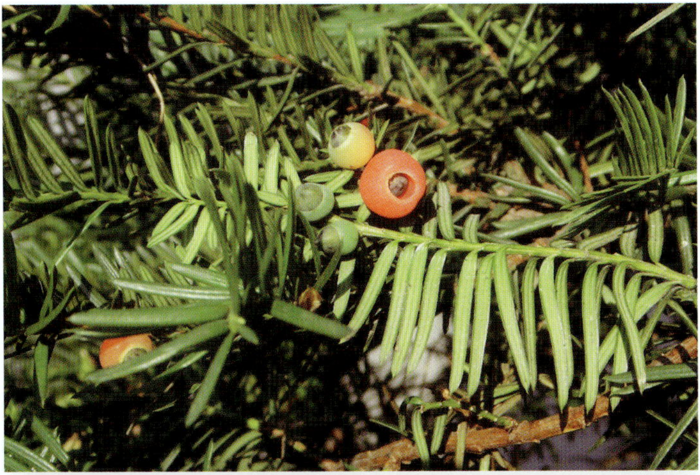

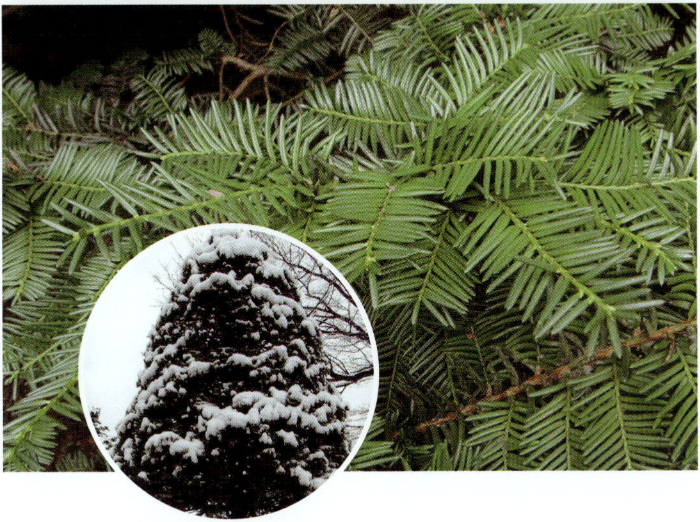

내 몸을 지키는 민간요법 | 93

비수리 Lespedeza cuneata

- **한약명** _ 야관문夜關門
- **약 효** _ 자양강장 작용
- **다른 이름** _ 삼엽초, 맞추, 백마편, 철소파

이용부위 _ 뿌리가 달린 전초   개화시기 _ 7~9월 흰색
채취시기 _ 봄~가을   분포지역 _ 전국의 경사면과 들

▶ 채취와 보관법
一. 봄부터 가을까지 뿌리가 달린 전초를 채취하여 말려서 쓴다.

▶ 식용 및 약용법
一. 뿌리가 달린 전초를 채취하여 그늘에 말려 가루내어 찹쌀과 배합해서 환으로 먹거나 물에 우려서 먹거나 차로 먹는다.
一. 봄에 꽃이 피기 전에 뿌리가 달린 전초를 채취하여 용기에 넣고 35도 소주를 부어 밀봉하여 3개월 후에 먹거나 항아리에 넣고 설탕이나 시럽을 부어 100일 정도 발효를 시킨 후에 효소 1에 찬물 5를 희석해서 먹는다.

▶ 민간요법
一. 급성 신장염에는 봄에 꽃이 피기 전에 잎과 줄기 20g을 채취하여 물에 달여서 식사 30분 전에 마신다.
一. 정력증강에는 뿌리가 달린 전초를 채취하여 야관문주를 담가 소주잔으로 한두 잔 마신다.
一. 벌에 쏘였을 때는 잎과 줄기를 짓찧어 환처에 바른다.

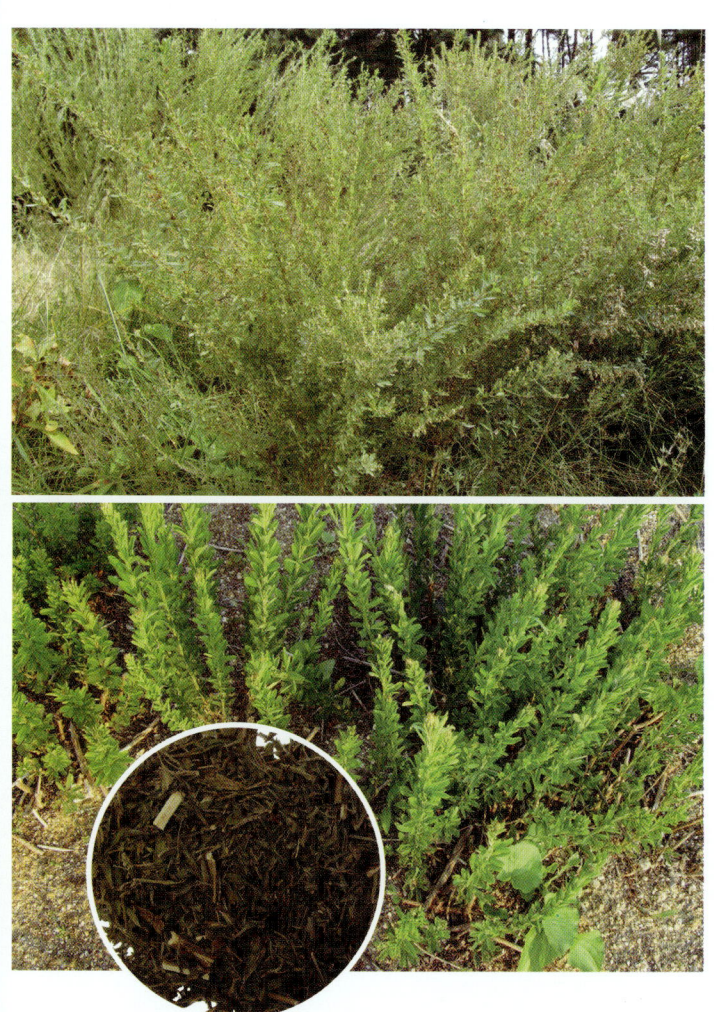

삼지구엽초 Epimedium koreanum

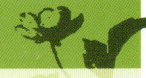

- **한약명** _ 음양곽淫羊藿
- **다른 이름** _ 선령비, 삼지초, 선영피, 하포목단근
- **약 효** _ 정액분비 촉진, 혈압강하 작용

이용부위 _ 전초   개화시기 _ 5월 황백색
채취시기 _ 봄~가을   분포지역 _ 중부 이북과 강원, 지리산 일대

▶ 채취와 보관법

一. 봄부터 가을까지 전초를 채취하여 말려서 쓴다.
一. 잘게 썰어 그대로 쓰거나 술에 축여서 쓴다.

▶ 민간요법

一. 삼지구엽초는 허리와 무릎이 쑤시는 것을 보하며 양기가 부족한 남자, 음기가 부족하여 아이를 낳지 못하는 여자, 망령한 노인, 건망증과 음위증이 있는 중년들에게 좋다.
一. 정력 증강에는 음양곽 잎 20g를 채취하여 물에 달여서 하루에 3번 식사 30분 전에 복용한다. 삼지구엽초는 성신경 흥분 작용과 정액의 분비를 촉진하여 주기 때문에 발기 부전이나 정액감소증에 쓴다.
一. 월경불순에는 잎을 짓찧어 즙을 내서 먹는다.
一. 치통에는 음양곽을 가루내어 물에 달여서 자주 양치질을 한다.

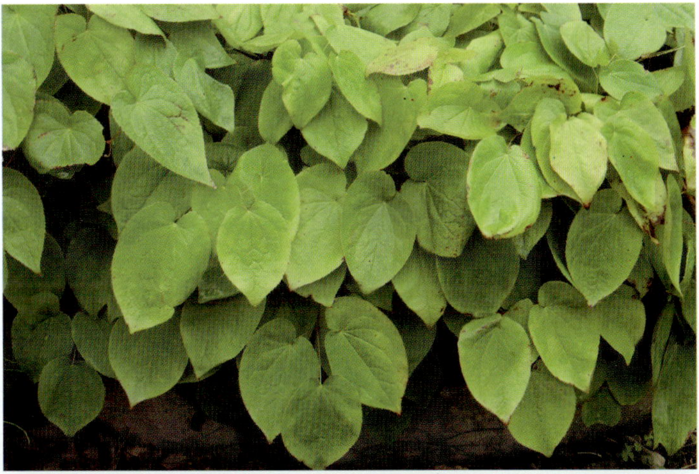

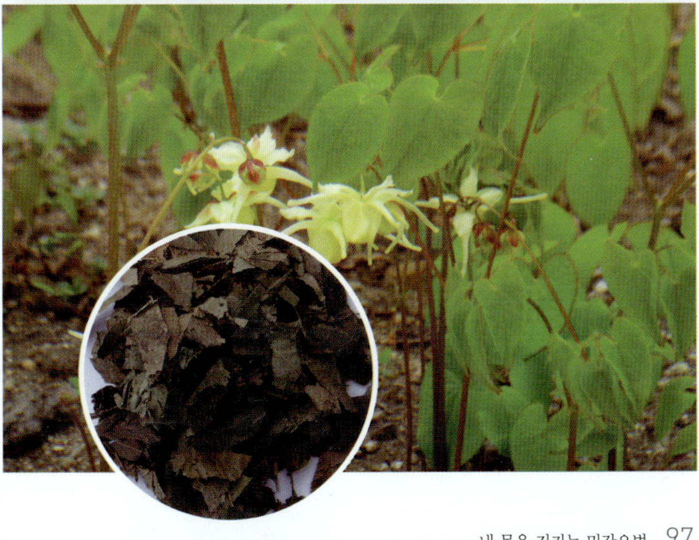

내 몸을 지키는 민간요법 | 97

구기자나무 Lycium chinense

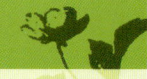

- **한약명** _ 구기자枸杞子 **다른 이름** _ 지골피, 구기엽, 지골자, 구기묘
- **약 효** _ 항지간, 면역강화 작용 등

이용부위 _ 열매, 뿌리	개화시기 _ 6~9월 연한 자주색
채취시기 _ 가을 성숙한 열매, 연중 뿌리	분포지역 _ 전국의 인가 부근

▶ 채취와 보관법

一. 가을에 열매, 뿌리는 수시로 채취하여 말려서 쓴다.

▶ 민간요법

一. 간염에는 잎을 채취하여 미지근한 물에 씻고 짓찧어서 꿀을 조금 넣고 볶아서 먹는다. 구기자 잎은 피곤하고 무기력한 증상에 좋다. 잎보다는 열매가 좋다.

一. 간경화에는 가지를 채취하여 잘게 썰어서 물로 끓여 한 번에 한 컵씩 하루에 3번 마신다.

一. 소변을 잘 못 볼 때는 나뭇가지 50g을 채취하여 물로 달여서 마신다.

一. 당뇨병에는 나뭇가지를 채취하여 잘게 썰어서 물에 달여서 차로 수시로 마신다. 구기자는 혈당을 내려 준다.

一. 두통에는 구기자나무 뿌리껍질 2g + 치자 6g + 천마 10g에 물 3홉을 붓고 약한 불로 끓여 마신다. 뿌리껍질은 빈혈을 방지하고, 천마는 두통에 유효하고, 치자는 염증을 완화시켜 준다.

一. 치질에는 구기자나무 뿌리껍질 + 황백껍질 20g을 배합하여 물에 달인 물로 환처를 세척하거나 찜질한다.

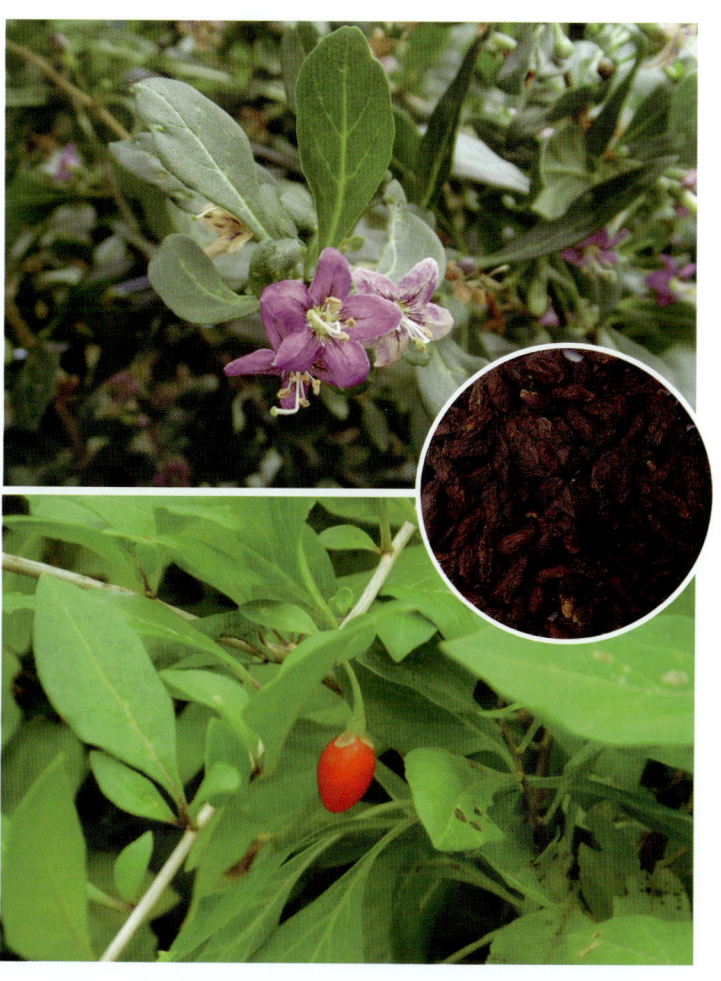

복분자 Rubus coreanus

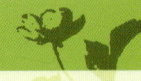

- **한약명** _ 복분자覆盆子
- **다른 이름** _ 산딸기, 줄딸기, 곰딸기, 멍석딸기
- **약 효** _ 항암, 항산화 작용

이용부위 _ 열매, 뿌리 개화시기 _ 5~6월 연한 분홍색
채취시기 _ 6월 검게 성숙했을 때 분포지역 _ 중부 남부지방 이남 산기슭

▶ 채취와 보관법
一. 열매는 초여름에 익기 시작할 때 따서 그대로 또는 증기에 쪄서 뿌리는 수시로 채취하여 햇볕에 말려서 쓴다.

▶ 민간요법
一. 복분자는 성미는 달며 평하고 독이 없다. 간, 신경에 들어 간다. 남자의 신기부족, 정액고갈, 음위증을 낫게 한다. 여자가 이것을 먹으면 아이를 가질 수 있다. 〈약성론〉
一. 산딸기인 복분자를 성인이 먹으면 오줌줄기가 세어져 요강이 엎어진다 하여 '업어질 복覆, 요강 분盆' 자를 합쳐 복분자로 부른다. 〈전통 의서〉
一. 복분자는 성질이 평하다. 맛은 달고 시며 독이 없다. 남자의 신기腎氣가 허虛하고 정액이 고갈된 것과 여자의 임신이 되지 않는 것을 치료하고, 남자의 발기부전을 낫게 하며 기운을 도와 몸을 가볍게 하여 머리털이 희어지지 않게 한다. 〈동월보감〉
一. 정력감퇴 · 유정 · 빈뇨에는 미성숙된 열매를 따서 생으로 먹거나 물에 달여 하루에 3번 공복에 복용한다.

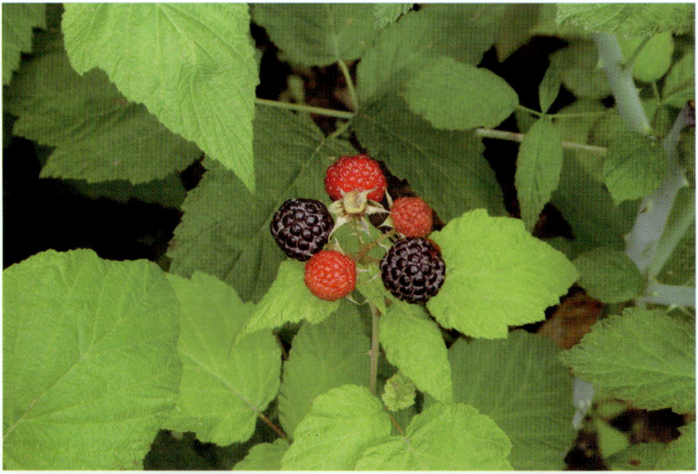

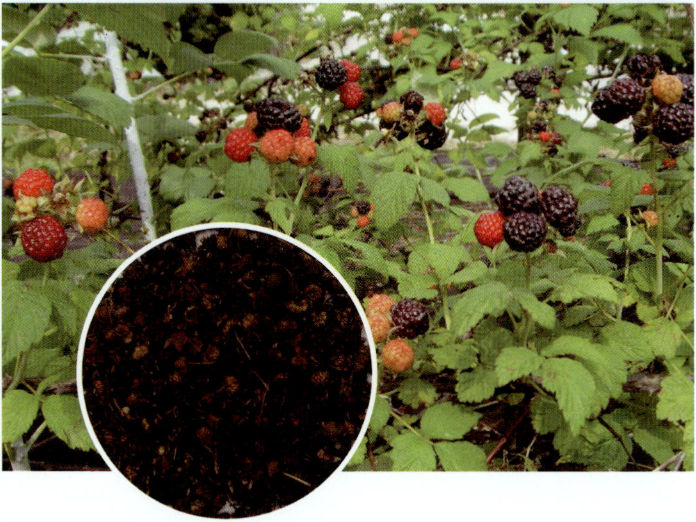

내 몸을 지키는 민간요법 | 101

민들레 Taraxacum platycarpum

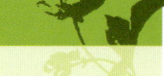

- **한약명** _ 포공영蒲公英
- **다른 이름** 포공정, 지정, 황화랑, 구유초
- **약 효** _ 이담, 소염, 살균 작용 등

이용부위 _ 잎, 뿌리
개화시기 _ 4~5월 흰색 또는 노란색
채취시기 _ 4~8월
분포지역 _ 들판이나 길가에 널리 분포

▶ 채취와 보관법
一. 잎과 뿌리를 봄부터 가을까지 수시로 채취하여 말려서 쓴다.

▶ 민간요법
一. 민들레를 달인 물은 폐암 세포에 뚜렷한 억제 작용을 한다. (항암약초)

一. 간경화에는 말린 민들레 30g을 달여서 하루에 3번 공복에 복용한다.

一. 위장병에는 민들레 꽃을 달여서 하루 3회 식후에 복용한다.

一. 각종 염증에는 잎과 뿌리를 통째로 캐서 30g을 물로 달여 하루에 3번 공복에 먹는다.

一. 모유가 부족할 때는 꽃이 피기 전에 민들레 잎을 따서 나물로 무쳐 먹거나 여름에 뿌리를 캐서 물로 씻고 햇볕에 말려 15g을 물에 달여서 하루에 3번 공복에 복용한다.

一. 당뇨병으로 발가락이 썩어 가는 증상이 있으면 봄에 민들레를 통째로 캐어 물로 씻고 물에 달여서 공복에 복용한다. 장복해야 효과를 볼 수 있다.

一. 유행성 감기에는 봄에 민들레 뿌리를 캐서 물로 씻고 20g을 물에 달여 하루에 3번 공복에 복용한다.

一. 유종에는 봄에 민들레를 채취하여 물로 씻고 짓찧어 환부에 붙인다.

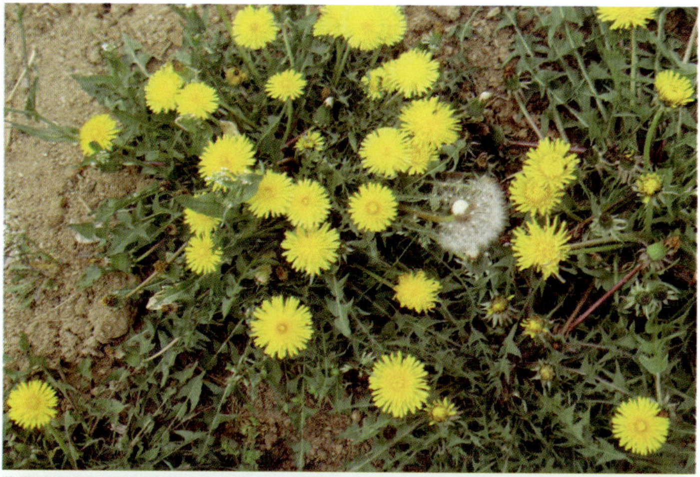

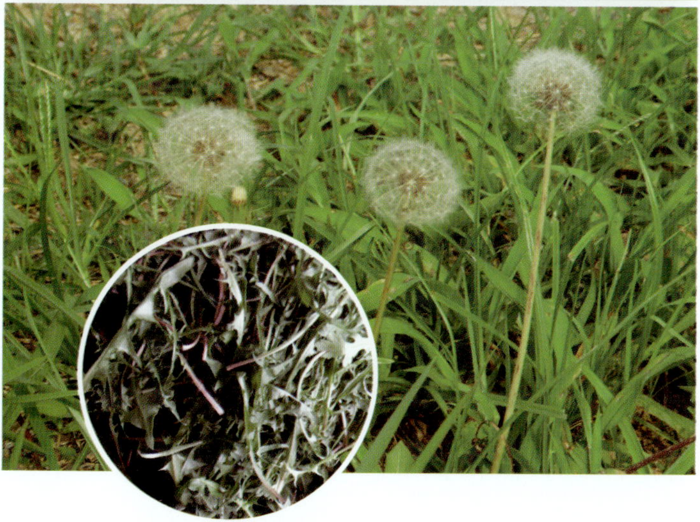

내 몸을 지키는 민간요법 | 103

질경이 Plantago asiatica

- **한약명** _ 차전자車前子
- **다른 이름** _ 차전초, 부이, 길장구, 차과로초
- **약 효** _ 이뇨 작용

이용부위 _ 잎, 종자 개화시기 _ 6~8월 흰색
채취시기 _ 봄~여름 분포지역 _ 전국의 길가나 들, 밭둑

▶ 채취와 보관법
一. 종자는 여름과 가을에, 전초는 수시로 채취하여 말려서 쓴다.

▶ 민간요법
一. 현재 변비 치료제로 제약 산업에서 널리 이용하고 있다.
一. 황달·급성간염에는 봄에 질경이 잎 20g을 채취하여 물로 씻고 달여서 하루에 3번 복용한다.
一. 부종·신장염에는 봄에 질경이를 채취하여 그늘에 말려서 가루로 만들어 1회에 20g씩을 복용한다.
一. 오줌소태에는 봄에 질경이를 뿌리째 캐서 물로 씻고 달여서 마신다.
一. 심한 피로에는 질경이 잎을 채취하여 물로 씻고 생으로 5장을 먹는다.
一. 위염에는 질경이 씨를 채취하여 하루 10g을 물에 달여서 마신다.
一. 늑막염에는 봄에 질경이 잎을 채취, 소금에 비벼서 가슴과 등에 붙인다.
一. 눈다래끼가 생겼을 때는 질경이 잎을 불에 달구어 눈꺼풀에 붙인다.
一. 편도선염에는 봄에 질경이 잎 20g을 채취하여 물에 달여서 하루에 3번 공복에 복용한다.
一. 오줌소태에는 봄에 질경이 뿌리를 채취하여 물에 달여서 복용한다.

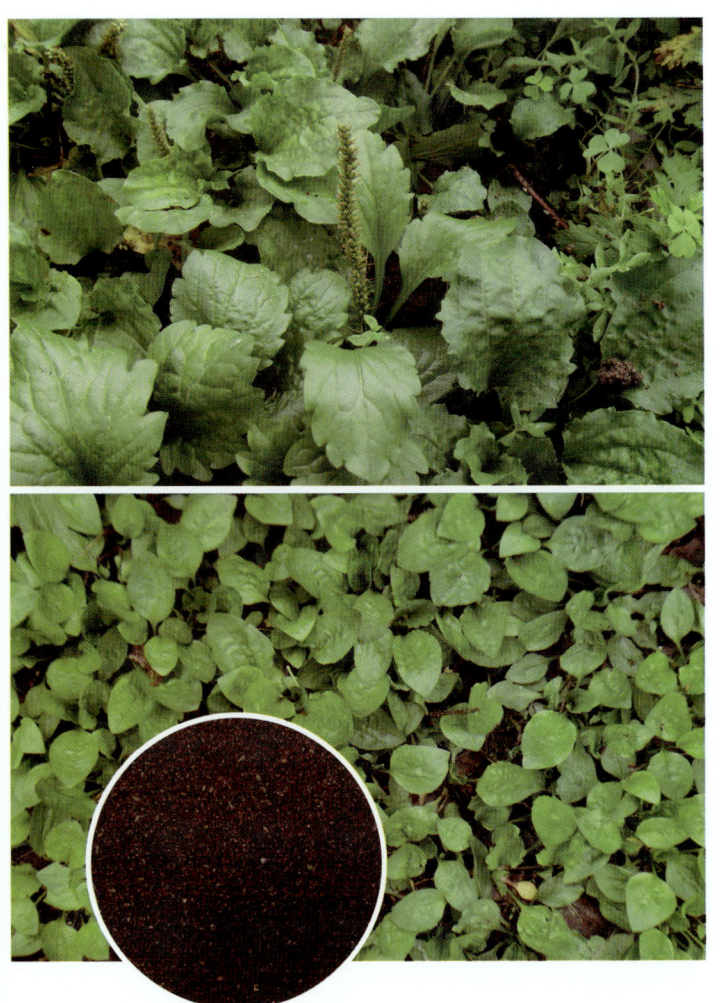

내 몸을 지키는 민간요법

약모밀 Houttuynia cordata

- **한약명** _ 어성초魚腥草   • **다른 이름** _ 십약, 잠채, 필관채, 즙이근 /
- **약 효** _ 항균, 항염, 살균 작용

이용부위 _ 뿌리가 달린 전초   개화시기 _ 5~6월 흰색
채취시기 _ 봄~여름   분포지역 _ 울릉도 및 중부지방의 낮은 습지

▶ 채취와 보관법
一. 봄부터 가을까지 뿌리가 달린 전초를 채취하여 말려서 쓴다.
一. 약초로 쓸 때는 꽃이 피는 시기인 여름에 채취를 해야 약효를 볼 수 있다.

▶ 식용 및 약용법
一. 봄에 잎을 뜯어 끓은 물에 살짝 데쳐 나물로 무쳐 먹거나 고추장이나 쌈장에 싸서 먹거나 국이나 부침개로 먹거나 고기를 먹을 때 잎을 으깨어 즙을 내서 발라서 먹는다.

▶ 민간요법
一. 청력장애에는 여름에 약모밀 잎을 채취하여 그늘에 말려서 20g을 물에 달여서 공복에 먹는다.
一. 어지럼증에는 약모밀 채취하여 그늘에 말린 후 20g을 물로 달여서 차로 마신다.
一. 변비에는 잎을 채취하여 하루 15g을 달여서 마신다.
一. 이롱증에는 여름에 약모밀을 채취하여 물로 씻고 20g을 물에 달여서 공복에 먹거나 약모밀 10g + 청미래덩굴 뿌리 10g + 인동잎 5g을 1회 용량으로 하여 물에 달여서 공복에 복용한다.

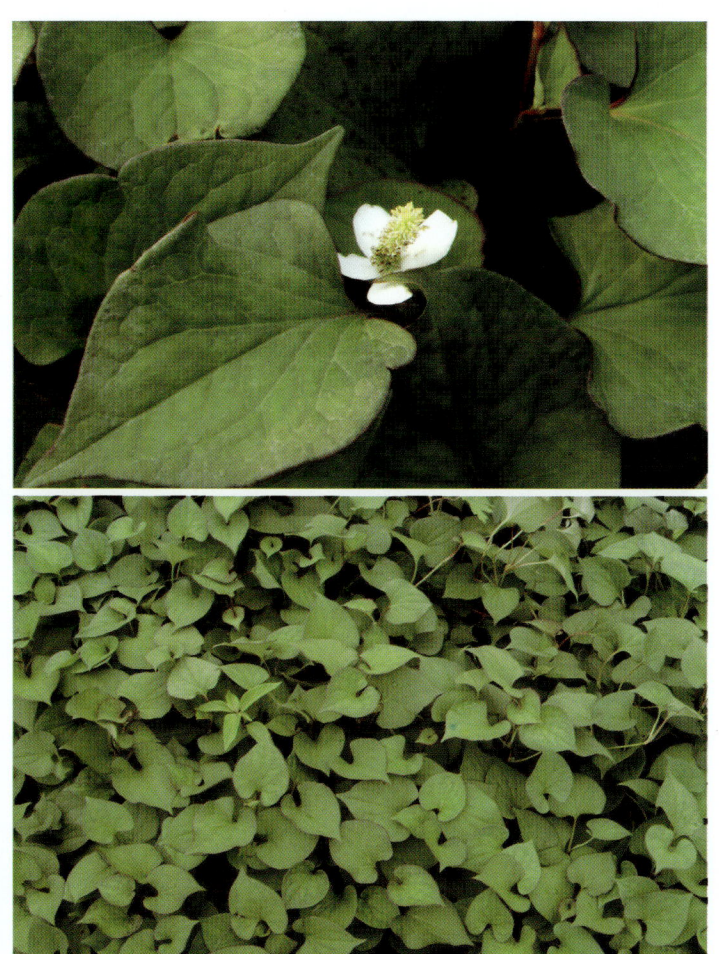

곰취 Ligularia fischeri

- **한약명** _ 호로칠葫蘆七
- **다른 이름** _ 곤달비, 산자원, 마제엽, 웅채
- **약 효** _ 항암, 진통, 항염, 지혈 작용

이용부위 _ 잎, 뿌리
개화시기 _ 7~9월 노란색
채취시기 _ 봄잎, 여름~가을 뿌리가 달린 잎
분포지역 _ 전국 깊은 산이나 밭

▶ 채취와 보관법
一. 여름과 가을에 뿌리가 달린 잎을 채취하여 말려서 쓴다.

▶ 식용 및 약용법
一. 잎을 따서 끓는 물에 살짝 데쳐서 먹거나 쌈으로 먹는다. 깻잎처럼 양념에 재어 장아찌로 먹거나 부침개로 먹는다.
一. 봄에 잎을 채취하여 물로 씻고 물기를 뺀 다음 항아리에 넣고 설탕이나 시럽을 부어 100일 정도 발효를 시킨 후에 효소 1에 찬물 5를 희석해서 먹는다.

▶ 민간요법
一. 염좌에는 봄에 곰취 잎과 쑥을 채취하여 짓찧어서 환처에 붙인다.
一. 어깨결림이나 통증에는 잎을 살짝 데워서 환부에 붙인다.
一. 타박상에는 잎을 짓찧어 환처에 붙인다.

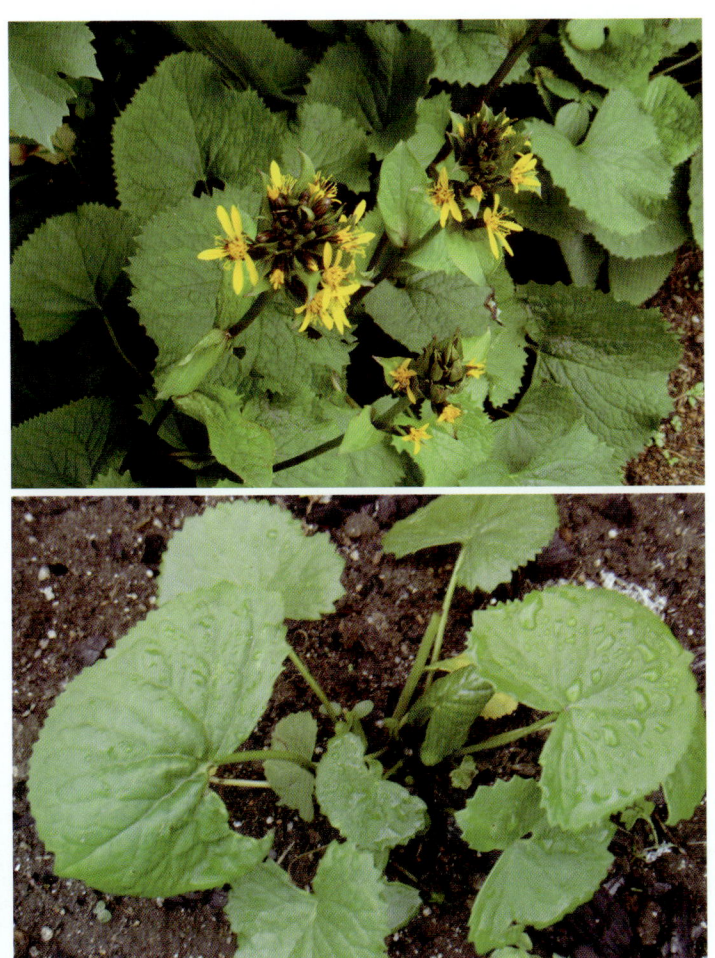

머위 Petasites japonicus

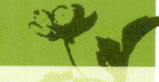

- **한약명** _ 봉두채蜂斗菜
- **다른 이름** _ 사두초, 머구, 머우, 관동화
- **약 효** _ 항암, 혈당강하 작용

이용부위 _ 꽃봉오리, 잎, 뿌리 개화시기 _ 4월 흰색

채취시기 _ 3월 꽃봉우리,어린잎, 6월 넓은잎,줄기

분포지역 _ 제주도, 울릉도, 중부 이남의 낮은 논둑

▶ 채취와 보관법

一. 꽃이 피기 전에 꽃대와 뿌리줄기를 채취하여 말려서 쓴다.

一. 꽃은 절반쯤 피었을 때 약효가 가장 좋다.

▶ 민간요법

一. 머위는 성질이 따뜻하며 맛을 달고 독이 없어 폐에 좋고 담을 삭이며 기침을 멎게 한다.

一. 축농증에는 봄에 머위의 줄기를 짓찧어 즙을 내서 코안에 넣는다.

一. 매를 맞아 멍이 들었을 때는 머위를 채취하여 짓찧어 생즙을 내서 하루에 3~5회 환처에 바른다.

一. 식욕이 없을 때에는 머위 잎을 채취하여 쌈으로 먹는다.

一. 창독에는 머위를 뜯어 짓찧어 즙을 내서 환처에 바른다.

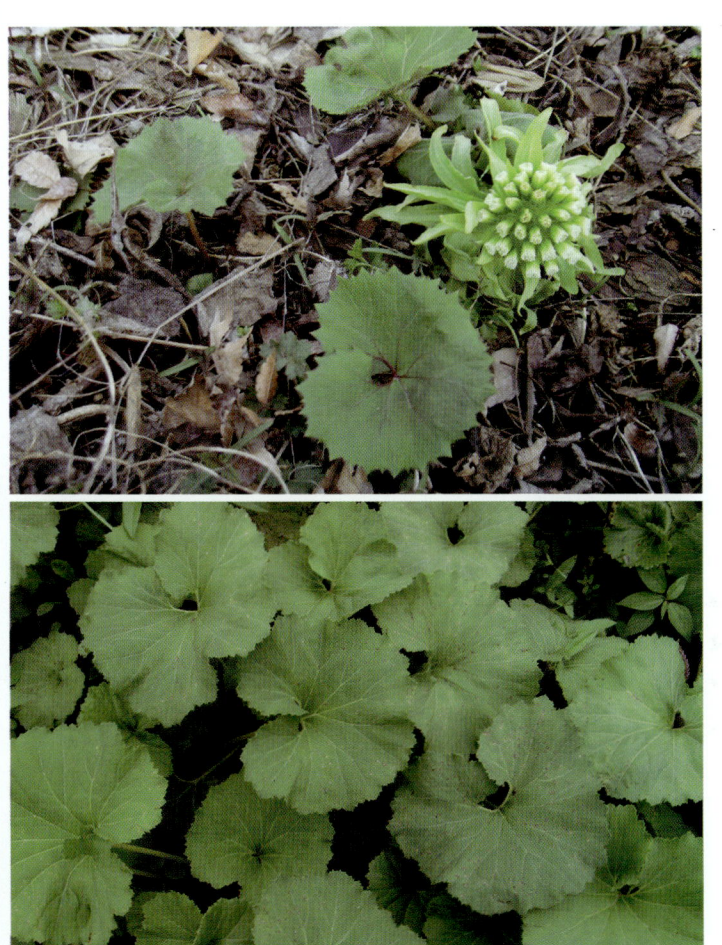

돌나물 Sedum sarmentosum

- **한약명** _ 석지초石指草, 석지갑石指甲
- **다른 이름** _ 석상채, 불갑초, 석련화, 돗나물
- **약 효** _ 항암, 해열 작용 등

이용부위 _ 잎, 뿌리
개화시기 _ 5~6월 노란색
채취시기 _ 4월 꽃이 피기 전
분포지역 _ 산과 들의 약간 습기 있는 곳

▶ 채취와 보관법
一. 봄에 잎과 뿌리를 채취하여 말려서 쓴다.

▶ 식용 및 약용법
一. 꽃이 피기 전에 신선한 돌나물을 채취하여 생으로 초고추장에 찍어 먹거나 김치를 담가 먹는다.
一. 잎과 뿌리를 말려서 차茶로 먹거나 꽃이 피기 전에 잎을 뜯어 항아리에 넣고 설탕이나 시럽을 부어 100일 정도 발효를 시킨 후에 효소 1에 찬물 5를 희석해서 먹는다.

▶ 민간요법
一. 황달·급성간염에는 봄에 꽃이 피기 전에 돌나물을 뜯어 강판에 갈아 생즙을 내서 1회에 커피잔으로 한 잔을 마신다. 돌나물은 약성이 차고 염증을 내려주고 해열 작용이 있다.
一. 화상·손을 베었을 때·독충에 물렸을 때에는 돌나물을 뜯어 짓찧어 환처에 바른다.

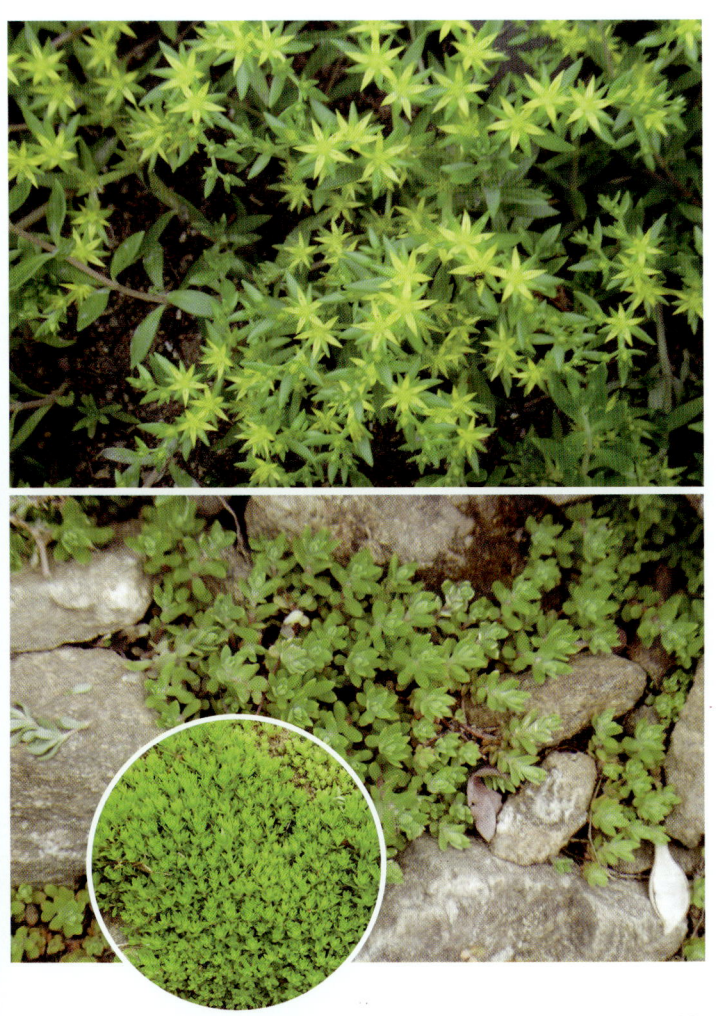

참취 Aster scaber

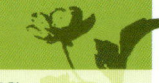

- **한약명** _ 동풍채東風菜 • **다른 이름** _ 동풍채근, 선백초, 백운초, 나물취
- **약 효** _ 이뇨 작용

이용부위 _ 잎, 뿌리   개화시기 _ 8~10월(흰색)

채취시기 _ 봄잎, 여름잎과 뿌리   분포지역 _ 전국의 숲속, 밭

▶ 채취와 보관법
一. 여름에 잎을 채취하여 그늘에, 뿌리를 채취하여 햇볕에 말려서 쓴다.

▶ 식용 및 약용법
一. 봄에 잎을 채취하여 끓는 물에 살짝 데쳐서 양념장에 무쳐 먹거나 쌈으로 먹는다.
一. 봄에 참취를 채취하여 항아리에 넣고 설탕이나 시럽을 부어 100일 정도 발효를 시킨 후에 효소1에 찬물 5를 희석해서 먹는다.

▶ 민간요법
一. 타박상·독충이나 뱀에 물렸을 때에는 생뿌리를 짓찧어 환처에 붙인다.
一. 장염에 의한 복통·근골동통·지통에는 뿌리를 물에 달여서 하루에 3번 공복에 복용한다.
一. 기침·가래에 참취를 채취하여 물에 달여 하루에 3번 공복에 복용한다.

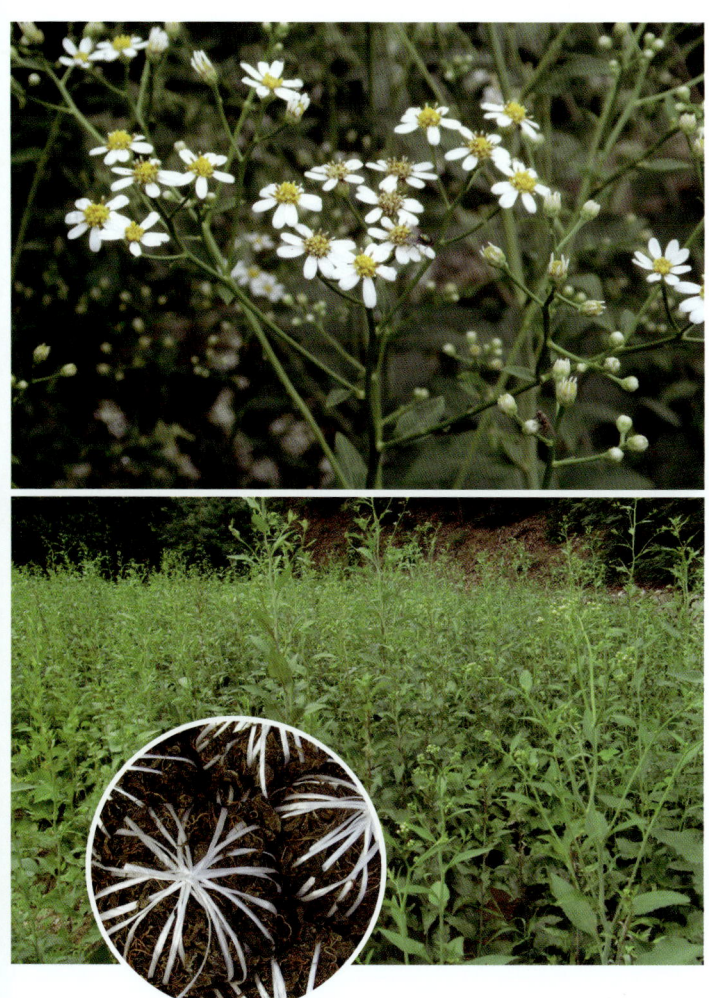

개미취 Aster tataricus

- **한약명** _ 자원紫苑
- **다른 이름** _ 자완, 산백채
- **약 효** _ 항암, 항균, 진해거담 작용

이용부위 _ 잎, 뿌리, 뿌리줄기　　개화시기 _ 7~10월 자줏빛

채취시기 _ 봄잎, 가을뿌리　　분포지역 _ 전국 산의 습지

▶ 채취와 보관법
一. 가을에 뿌리 및 뿌리줄기를 채취하여 그늘에 말려서 쓴다.

▶ 식용 및 약용법
一. 꽃이 피기 전에 잎을 따서 끓는 물에 살짝 데쳐서 먹거나 꽃을 따다 말려서 물에 우려 먹거나 감초나 대추를 배합하여 약한 불로 끓여서 국물만 먹는다.

一. 봄에 신선한 잎만을 채취하여 항아리에 넣고 설탕이나 시럽을 부어 100일 정도 발효를 시킨 후에 효소 1에 찬물 5를 희석해서 먹는다.

▶ 민간요법
一. 천식에는 가을에 뿌리를 캐서 물로 씻은 후 20g을 물에 달여서 마신다.

一. 임신 중에 해소를 할 때는 개미취 뿌리 20g을 캐서 물로 씻고 하루에 3번 식후 30분에 복용한다.

一. 창종에는 잎을 따서 짓찧어 환처에 붙인다.

一. 소변불통에는 꽃을 따서 말려 차茶로 먹는다.

一. 복수암에는 뿌리를 달여 하루에 3번 식후에 복용한다.

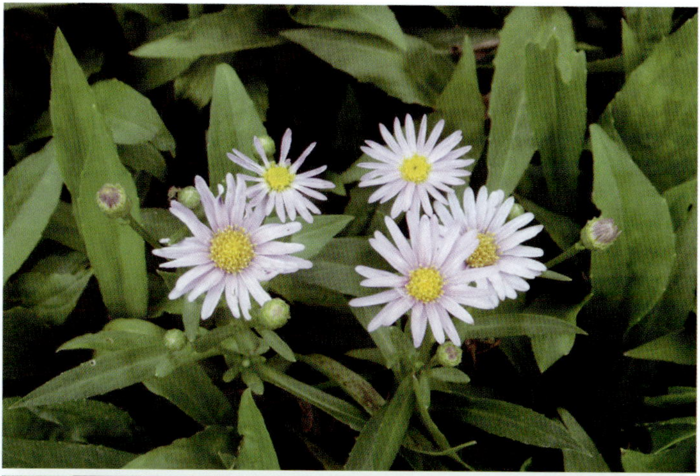

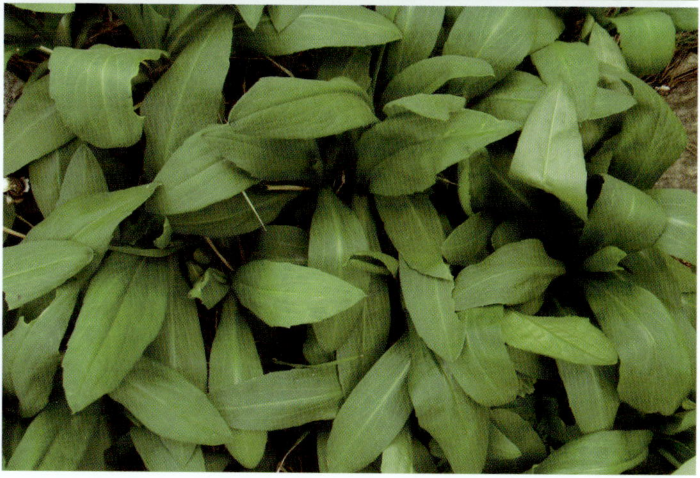

바위취 Saxifraga stolonifera

- **한약명** _ 호이초虎耳草
- **다른 이름** _ 호이, 톱바위취
- **약 효** _ 항균, 지혈 작용

이용부위 _ 잎
채취시기 _ 봄
개화시기 _ 5월 백색
분포지역 _ 전국의 산 바위 주변

▶ 채취와 보관법
一. 봄에 꽃이 피기 전에 잎을 채취하여 그늘에 말려서 쓴다.

▶ 식용 및 약용법
一. 봄에 꽃이 피기 전에 잎을 따서 끓는 물에 살짝 데쳐서 먹거나 튀김 또는 양념에 재어 장아찌로 먹는다.
一. 봄에 꽃이 피기 전에 잎을 따서 항아리에 넣고 설탕이나 시럽을 부어 100일 정도 발효를 시킨 후에 효소 1에 찬물 5를 희석해서 먹는다.

▶ 민간요법
一. 이롱증耳聾症에는 봄에 바위취 잎을 따서 짓찧어 즙을 내어 귀에 들어갈 정도로 솜을 만들어 즙을 묻혀서 하루에 3번 삽입하면 농이 줄어든다.
一. 기관지 천식에는 봄에 바위취 잎을 따서 물에 달여서 공복에 복용한다.
一. 종창·화상에는 바위취를 채취하여 짓찧어 환처에 붙인다.
一. 치질·습진에는 잎을 다린 물로 환부를 씻거나 짓찧어 환처에 바른다.
一. 귓속에 물이 들어가 중이염이 생겼을 때는 잎을 따서 짓찧어 생즙 소량을 하루에 3회씩 한두 방울 귓속에 넣는다. 대개 급성은 3일, 만성은 1주일간 넣는다.

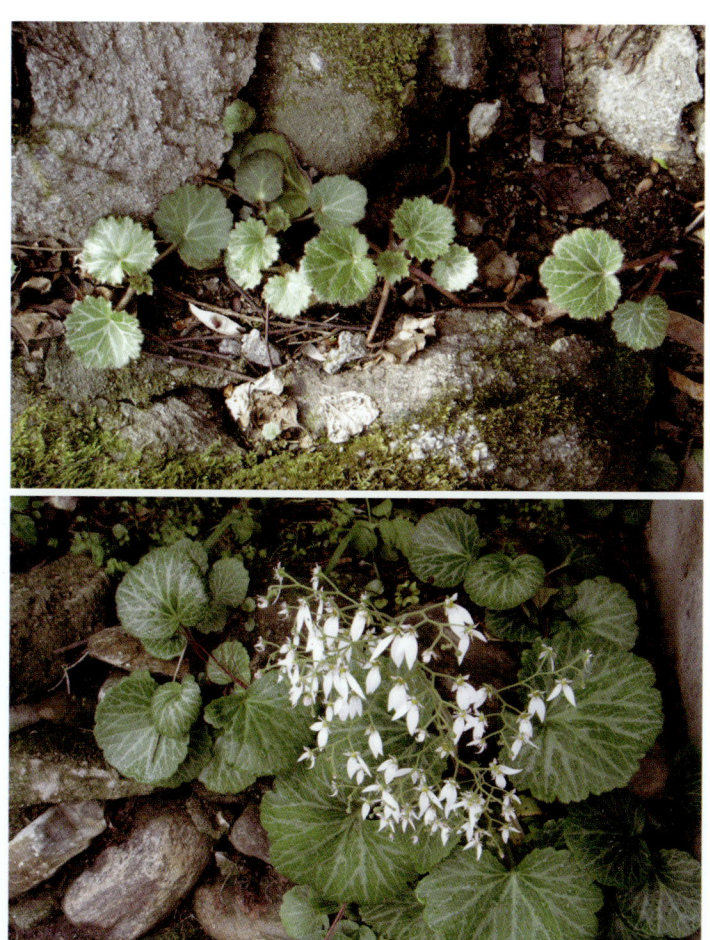

애기똥풀 Chelidonium majus var. asiaticum

- **한약명** _ 백굴채(白屈菜), 백굴채근(白屈菜根)   • **다른 이름** _ 단장초, 지황련, 토황련, 우금화
- **약 효** _ 진경, 진통 작용 등

이용부위 _ 잎, 뿌리   개화시기 _ 5~6 노란색
채취시기 _ 5~8월   분포지역 _ 전국의 산과 들

▶ 채취와 보관법

一. 5~6월에 꽃이 필 때 전초를, 여름에 뿌리를 채취하여 그늘에 말려서 쓴다.

▶ 민간요법

一. 요통에는 애기똥풀을 채취하여 물속에 하룻밤 담가 독을 제거한 후에 물에 달여서 하루에 3번 공복에 복용한다.
一. 무좀에는 애기똥풀을 짓찧어 즙을 내서 환부에 바른다.
一. 만성 소화불량에는 봄에 꽃이 피기 전에 애기똥풀 10g을 1회 용량으로 하여 물에 달여서 하루에 3번 식후에 복용한다.
一. 위궤양·소화성궤양에는 애기똥풀의 잎과 줄기를 달인 물과 씨앗을 불에 태워 낸 가루를 티스푼으로 하루에 세 번 식전에 먹는다.
一. 황달·월경통·월경불순에는 뿌리를 캐서 적당한 크기로 잘라 물에 달여 하루에 3번 공복에 복용한다. 장복해야 효과를 볼 수 있다.

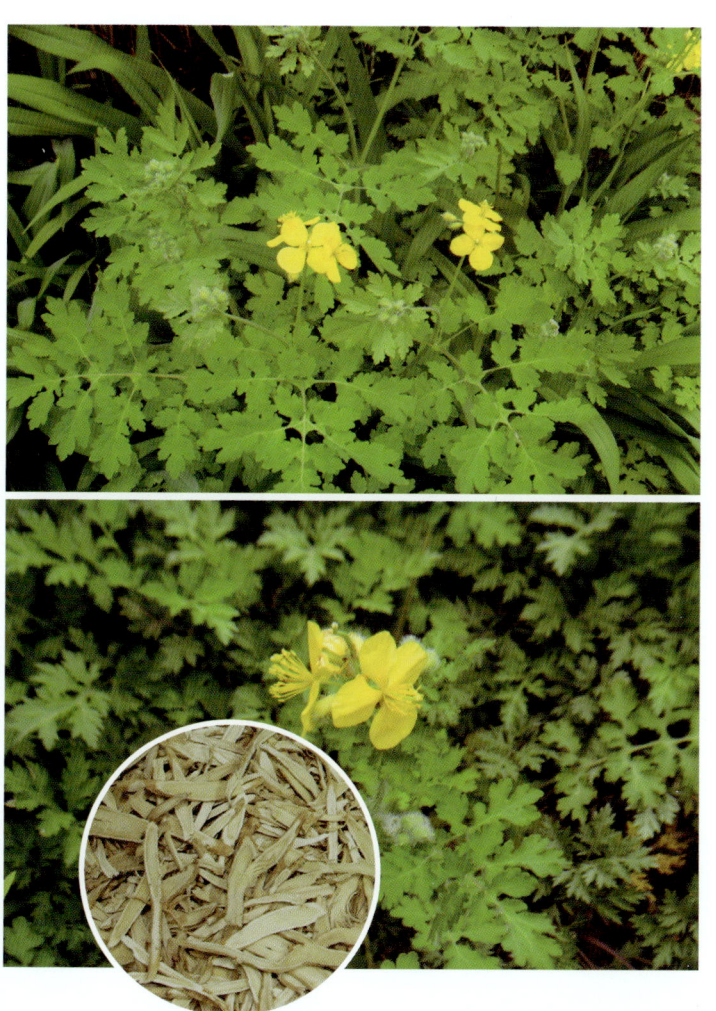

엉겅퀴 Cirsium japonicum

- **한약명** _ 대계   • **다른 이름** _ 야홍화, 산우엉, 호계, 묘계
- **약 효** _ 항균, 이뇨, 해독, 소염 작용 등

이용부위 _ 잎, 줄기, 뿌리   개화시기 _ 6~8월 자주색

채취시기 _ 꽃이 필 때 잎,줄기, 여름 뿌리   분포지역 _ 전국의 산과 들, 밭둑

▶ 채취와 보관법

一. 6~7월에 꽃이 필 때 전초를, 여름에 뿌리를 채취하여 그늘에 말려서 쓴다.

▶ 민간요법

一. 부인의 하혈에 엉겅퀴 뿌리로 즙을 내어 마시면 즉효를 볼 수 있다.

一. 요통에는 엉겅퀴 뿌리를 캐어 물로 씻고 항아리나 용기에 넣고 19도 소주를 붓고 밀봉하여 3개월 후에 취침 전에 한두 잔 마신다.

一. 고혈압·신경통에는 엉겅퀴 뿌리를 캐서 물로 씻고 뿌리를 짓찧어 생즙을 내서 하루에 3번 1회에 소주잔으로 한 잔씩 공복에 복용한다.

一. 여성의 유방에 딱딱한 옹종·종기·악창에는 생뿌리를 짓찧어 환처에 붙인다.

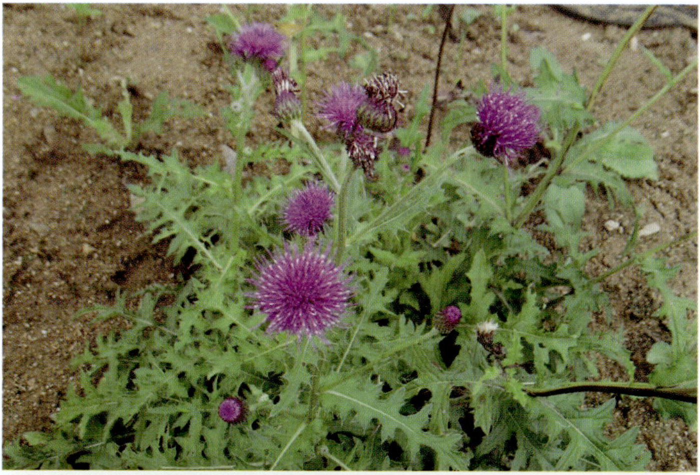

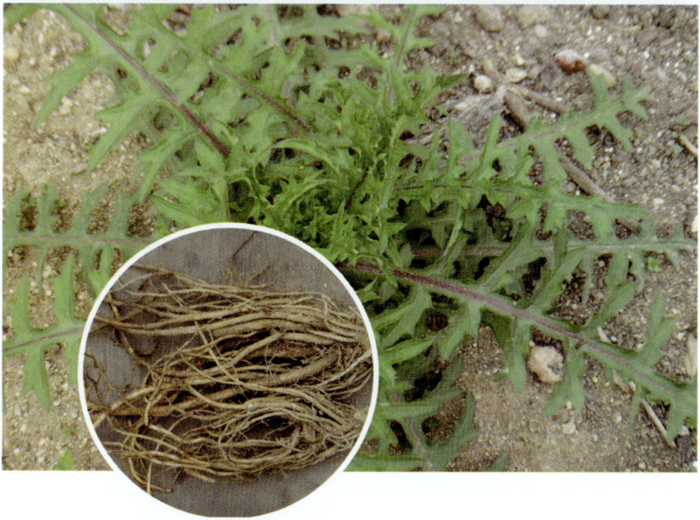

내 몸을 지키는 민간요법 | 123

쇠비름 Portulaca oleracea

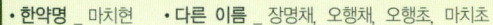

- **한약명** _ 마치현 • **다른 이름** _ 장명채, 오행채, 오행초, 마치초
- **약 효** _ 항균, 흥분, 살균, 이뇨, 소염 작용

이용부위 _ 잎, 줄기, 뿌리   개화시기 _ 5~10월 노란색
채취시기 _ 5~8월(봄~여름)   분포지역 _ 전국의 밭둑

▶ 채취와 보관법
一. 봄부터 여름까지 쇠비름 전체를 채취하여 그늘에 말려서 쓴다.

▶ 민간요법
一. 무좀에는 쇠비름을 채취, 물로 씻고 진하게 달여 환부에 수시로 바른다.
一. 만성 간염에는 꽃이 피기 전에 쇠비름을 채취하여 삶아서 먹거나 그늘에 말려 10g을 1회 용량으로 하여 식후 1시간에 복용한다.
一. 항문에 종기가 났을 때는 쇠비름과 꽈리를 같은 양으로 물에 달여 환부를 씻는다.
一. 혓바늘이 섰을 때는 쇠비름 뿌리를 캐서 물에 달여 하루에 3번 공복에 복용한다.
一. 어혈을 풀고 독소를 제거할 때는 쇠비름을 달여 하루에 3번 공복에 복용한다.
一. 악창에는 쇠비름을 태워 재를 만들어 고약처럼 진하게 달여 환처에 바르거나 생쇠비름을 짓찧어 즙을 내서 환처에 바른다.
一. 시력 감퇴에는 종자를 물에 달여 하루에 3번 공복에 복용한다.

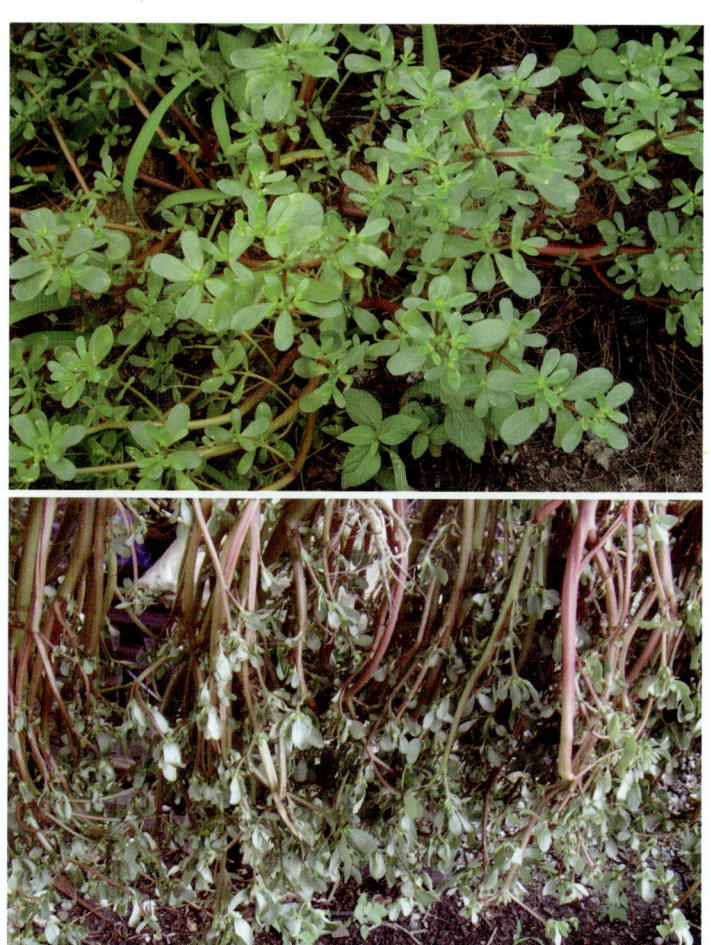

익모초 Leonurus sibiricus

- **한약명** _ 익모초益母草, 충위자
- **다른 이름** _ 세엽익모초, 곤초, 야고초
- **약 효** _ 혈압강하, 흥분 작용

이용부위 _ 잎, 줄기
개화시기 _ 6~9월 연한 홍자색
채취시기 _ 6월 잎, 9~10월 잎과 줄기
분포지역 _ 전국의 산지와 들과 밭둑

▶ 채취와 보관법
一. 초여름에 잎을, 가을에 전초를 채취하여 그늘에 말려서 쓴다.

▶ 민간요법
一. 소화불량에는 익모초를 짓찧어 생즙을 내어 소주잔으로 한 잔씩 공복에 마신다. 익모초의 쓴맛이 소화를 촉진한다.
一. 생리불순에는 익모초와 약쑥을 달인 물에 생강+밤+대추를 넣고 달여서 하루에 3회 공복에 복용하거나 익모초를 채취하여 그늘에 말려서 가루내어 찹쌀과 배합하여 환으로 만들어 1회에 30개씩 식후에 먹는다.
一. 안구 피로에는 익모초 씨 2g + 익모초 잎과 줄기 10g을 물에 달여서 하루에 3번 식후에 복용한다.
一. 산후에 복통이 심할 때는 익모초 15g을 물에 달여서 하루에 3번 공복에 복용한다.
一. 불임증에는 익모초를 채취하여 그늘에 말려서 가루내어 찹쌀과 배합하여 환을 만들어 하루에 3번 식후에 30개씩 먹는다.
一. 난산예방 · 산후조리 · 식욕부진에는 익모초를 채취하여 짓찧어 생즙을 복용한다.

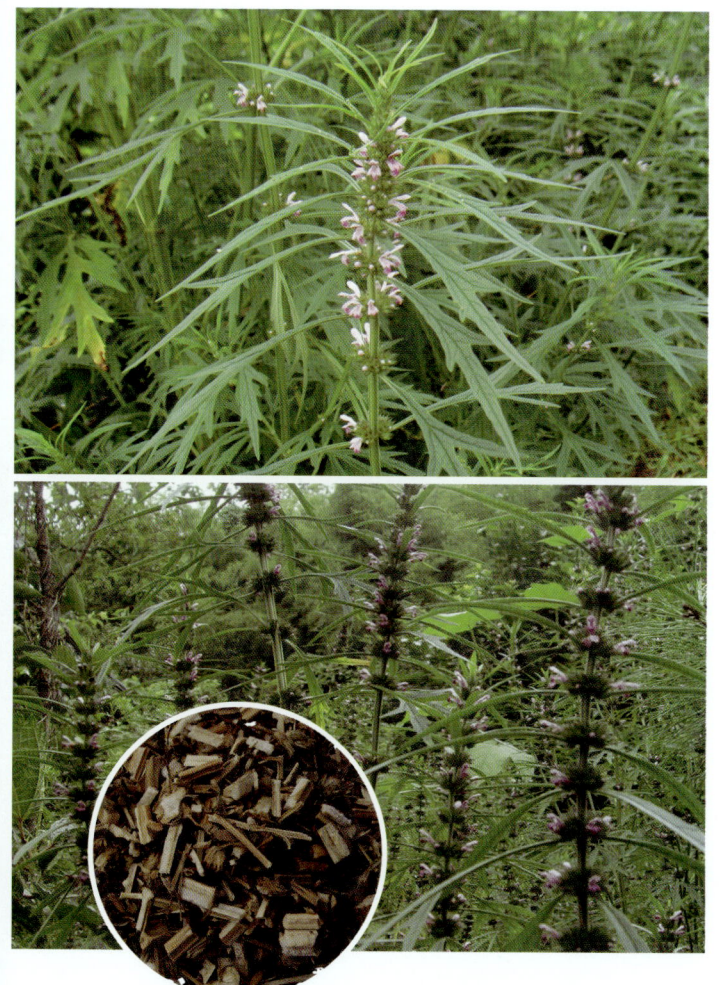

내 몸을 지키는 민간요법

맥문동 Liriope platyphylla

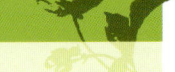

- **한약명** _ 맥문동麥門冬
- **다른 이름** _ 맥동, 문동, 인릉, 맥문동초
- **약 효** _ 혈당강하, 항염증, 진정, 강심 작용

이용부위 _ 덩이줄기 개화시기 _ 5~6월 연한 보라색
채취시기 _ 10~11월 분포지역 _ 전국의 낮은 산기슭

▶ 채취와 보관법

一. 가을에 덩이줄기를 채취하여 수염뿌리를 다듬고 심목질을 제거한 후 햇볕에 말려서 쓴다.

▶ 민간요법

一. 숨이 찰 때는 맥문동 15g + 햇볕에 말린 뽕나무 뿌리 10g을 배합하여 물로 달여서 하루 3회 식사 전에 마신다. 맥문동은 약성이 서늘하여 호흡이 가쁜 증상에 쓰고, 폐나 기관지에 열이 있어 숨이 찰 때는 진정 작용을 하는 뽕나무 뿌리를 쓴다.

一. 가슴이 두근거리고 뛸 때는 덩이줄기를 캐서 햇볕에 말려서 하루 3번 공복에 복용한다.

一. 심장성 천식에는 맥문동 뿌리를 캐어 물로 씻고 15g을 하루 용량으로 하여 물에 달여 식사 1시간 전에 복용한다. 맥문동은 심장기능을 개선하고 천식에 쓴다.

一. 객혈・토혈을 할 때는 맥문동으로 효소를 담가 찬물에 희석해서 먹는다.

一. 기관지염에는 맥문동+도라지+더덕을 배합하여 물에 달여 하루에 3번 공복에 복용한다.

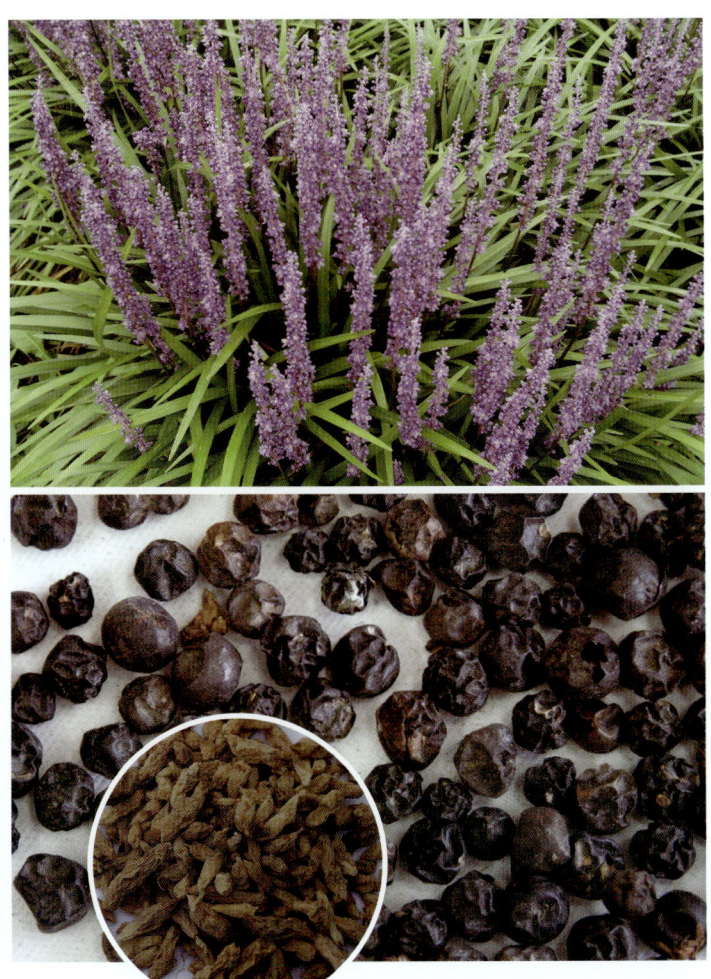

구절초 Chrysanthemum zawadskii

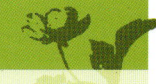

- **한약명** _ 구절초九折草
- **다른 이름** _ 들국화, 구일초, 선모초, 고뽕
- **약 효** _ 혈액순환

이용부위 _ 꽃, 전초
채취시기 _ 만개되기 전꽃, 수시전초
개화시기 _ 9~11월(흰색, 연한 분홍색)
분포지역 _ 남부 지방

▶ 채취와 보관법

一. 꽃은 만개하기 전에, 전초는 수시로 채취하여 그늘에 말려서 쓴다.

▶ 민간요법

一. 대하증에는 구절초 20g을 달여서 공복에 마시든가 계속 열을 가하여 고약으로 만들어 환으로 만들어 하루에 20개씩 식전에 장복한다.

一. 월경불순·생리통에 구절초+익모초+약쑥 각각 20g을 물로 끓여 마신다. 구절초는 여성질환에 유효하고, 익모초는 자궁 기능을 활성화 하여 주고, 약쑥은 자궁이 냉한 것을 따뜻하게 해 준다.

一. 불임증에는 가을에 구절초 15g을 하루 용량으로 하여 물에 달여서 하루에 3번 공복에 복용한다.

一. 소화불량에는 구절초를 차로 먹거나 효소를 담가 찬물에 희석해서 마신다.

一. 몸이 냉해서 혈액순환이 안 될 때에는 구절초로 우린 물로 목욕을 한다.

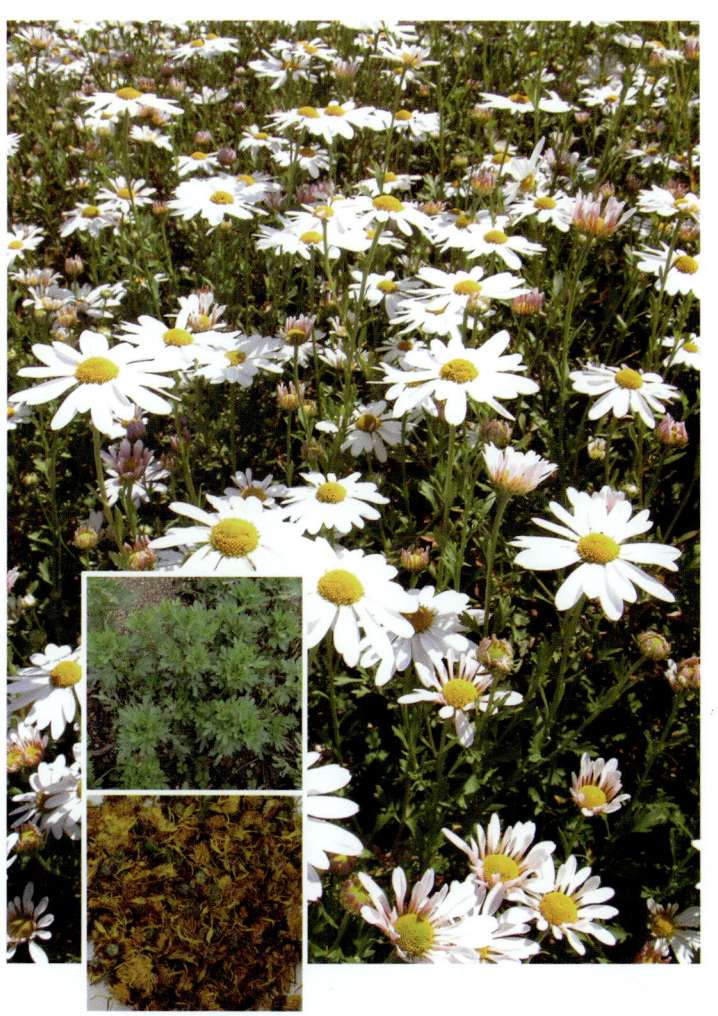

내 몸을 지키는 민간요법

삼백초 Saururus chinensis

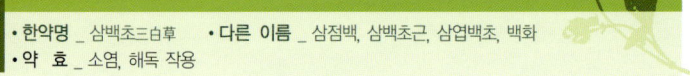

- **한약명** _ 삼백초三白草 · **다른 이름** _ 삼점백, 삼백초근, 삼엽백초, 백화
- **약 효** _ 소염, 해독 작용

이용부위 _ 잎, 지상부   개화시기 _ 6~8월 흰색

채취시기 _ 봄~여름   분포지역 _ 중부 이남의 산이나 밭둑, 울릉도, 제주도

▶ 채취와 보관법

一. 여름에 지상부 경엽, 줄기와 잎를 채취하여 그늘에 말려서 쓴다.

▶ 민간요법

一. 비염에는 봄에 삼백초 잎과 줄기 10g을 채취하여 잘게 썰어 물에 달여서 하루에 3번 공복에 복용한다. 삼백초는 염증에 쓴다.

一. 전신이 붓는 부종·이뇨에는 삼백초를 물에 달여 하루에 3번 공복에 복용한다.

一. 소변이 불통할 때에는 삼백초 잎을 채취하여 짓찧어 즙을 마신다.

一. 백대하에는 삼백초 달인 물로 음부를 씻는다.

一. 옹종·치질·상처가 난 곳이나 독충에 물렸을 때 생잎을 짓찧어 환처에 붙인다.

一. 간염·황달에는 삼백초 잎을 채취하여 물에 달여 차※로 마신다.

一. 냉증에는 탕에 삼백초+어성초를 탕에 넣고 목욕을 한다.

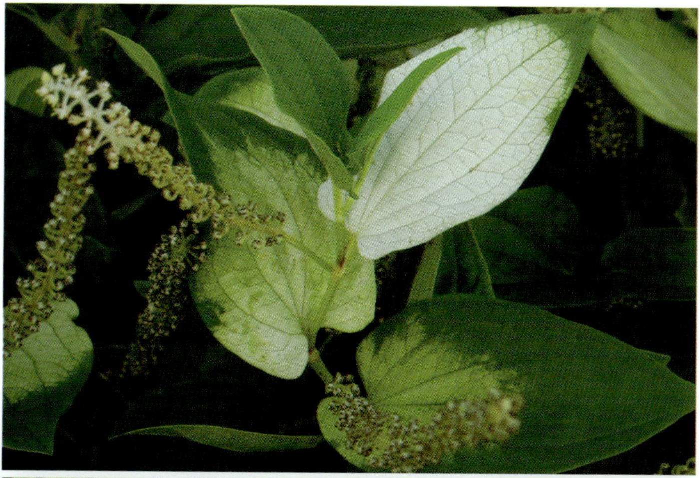

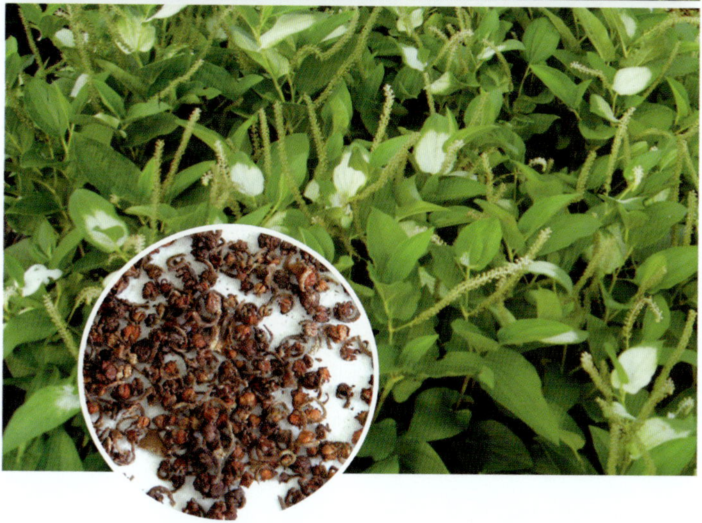

내 몸을 지키는 민간요법 | 133

새삼 Cuscuta japonica

- **한약명** _ 토사자
- **다른 이름** _ 토사, 실새삼
- **약 효** _ 혈압강하 작용

이용부위 _ 전초, 열매종자
채취시기 _ 봄전초, 10월열매
개화시기 _ 8~9월황백색
분포지역 _ 전국의 들과 밭둑

▶ 채취와 보관법
一. 가을에 씨가 여문 다음에 거두어 햇볕에 말린 다음 두드려서 씨를 털고 잡질을 없애버리고 쓴다.

▶ 민간요법
一. 토사자의 성미는 달며 맵고 평하며 따스하다. 간, 신, 비경에 들어간다.
一. 토사자는 허리가 아프고 무릎이 시린 것을 낫게 하며 간과 신, 정과 골수를 보한다. 〈동의보감〉
一. 신경통에는 토사자 종자를 채취하여 가루내어 하루에 3번 공복에 복용한다.
一. 당뇨병에는 종자를 차※로 달여 마신다. 장복해야 효과를 볼 수 있다.
一. 정력증강에는 토사자로 효소를 담가 찬물에 희석해서 먹는다.
一. 요슬산통에는 종자를 물에 달여 하루에 3번 공복에 복용한다.
一. 혈과 기가 부족하여 시력이 감퇴할 때에는 토사자＋결명자를 배합하여 물에 달여 하루에 3번 공복에 복용한다.
一. 백전풍에는 종자를 달인 물을 환처에 바른다.
一. 발기부전에는 토사자＋사상자를 배합하여 가루내어 물에 타서 먹는다.

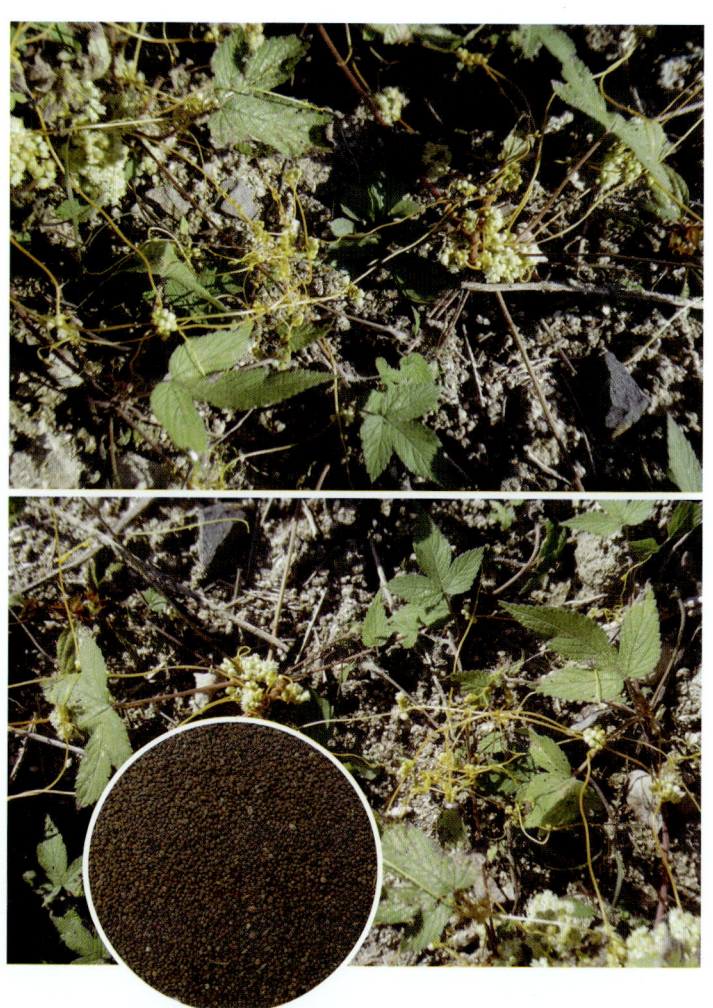

둥굴레 Polygonatum odoratum var

- **한약명** _ 옥죽玉竹
- **다른 이름** _ 토죽, 황정, 필관채 /
- **약 효** _ 혈압강하, 혈당강하 작용

이용부위 _ 뿌리줄기 개화시기 _ 6~7월 흰색

채취시기 _ 가을~이듬해 봄 분포지역 _ 낮은 산속이나 밭

▶ 채취와 보관법

一. 가을부터 이듬해 봄까지 뿌리줄기를 채취하여 잔뿌리를 제거하고 점액이 바깥으로 배어나올 때까지 햇볕에 쬔 다음 털을 제거하고 황색이 될 때까지 그늘에 말려서 쓴다.

▶ 민간요법

一. 성미는 달고 평하고 독이 없다. 비, 위, 폐경에 들어간다. 〈약학대사전〉

一. 비위를 보하며 근골을 튼튼하게 하고 흰머리를 검게 하고 오래 살게 한다. 얼굴색을 좋게 한다. 〈일화자본초〉

一. 둥굴레를 인삼의 대용으로 쓸 정도로 허약한 체질을 개선해 주고 정, 수를 보충한다. 〈본초강목〉

一. 둥굴레를 자양지초滋養之草라고 하여 300일을 먹으면 귀신도 볼 수 있고, 신선이 되어 승천한다. 〈황제내경〉

一. 요통에는 둥굴레의 뿌리줄기를 짓찧어서 허리에 붙인다.

一. 정력 증강에는 둥굴레 뿌리를 캐서 물로 씻고 8g을 물에 달여서 하루 3번 공복에 복용한다.

一. 비만·빈뇨에는 둥굴레차를 꾸준히 마신다.

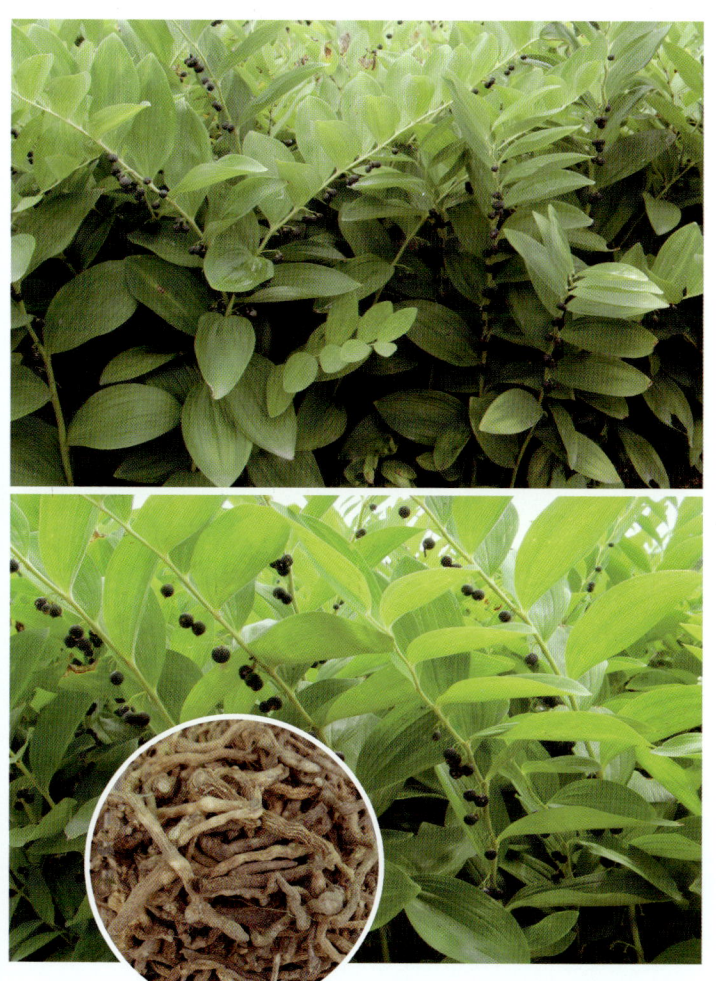

함초 _Salicornia herbacea_

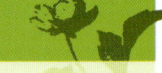

- **한약명** _ 함초鹹草
- **다른 이름** _ 퉁퉁마디, 신초, 복초, 염초, 신풀
- **약 효** _ 지방분해, 혈당강하 작용

이용부위 _ 뿌리, 줄기   개화시기 _ 4월 녹색
채취시기 _ 4~10월   분포지역 _ 서해나 남해안 갯벌이나 섬

▶ 채취와 보관법
一. 4월부터 10월까지 채취하여 건조시켜 쓰거나 생초를 쓴다.

▶ 식용 및 약용법
一. 함초를 채취하여 생으로 먹거나 김치를 담가 먹거나 햇볕에 말려 차로 먹거나 가루내어 찹쌀과 배합하여 환으로 만들어 먹는다.
一. 함초를 채취하여 물로 씻고 물기를 뺀 다음 용기에 넣고 19도 소주를 부어 밀봉하여 3개월 후에 먹거나 항아리에 넣고 설탕이나 시럽을 부어 100일 정도 발효를 시킨 후에 효소 1에 찬물 5를 희석해서 먹는다.

▶ 민간요법
一. 함초는 신령스러운 풀이다. (신농본초경)
一. 숙변에는 함초로 환을 만들어 하루에 3번 식후에 30~50개를 먹는다.
一. 비만에는 생초로 효소를 담가 찬물에 타서 꾸준히 먹는다.
一. 소화불량에는 생초를 짓찧어 즙을 내서 먹는다.
一. 당뇨병에는 말린 함초+꾸지뽕나무 잎을 배합하여 차로 마신다. 장복해야 효과를 볼 수 있다.
一. 혈색을 좋게 하고자 할 때는 함초 환이나 효소를 꾸준히 먹는다.

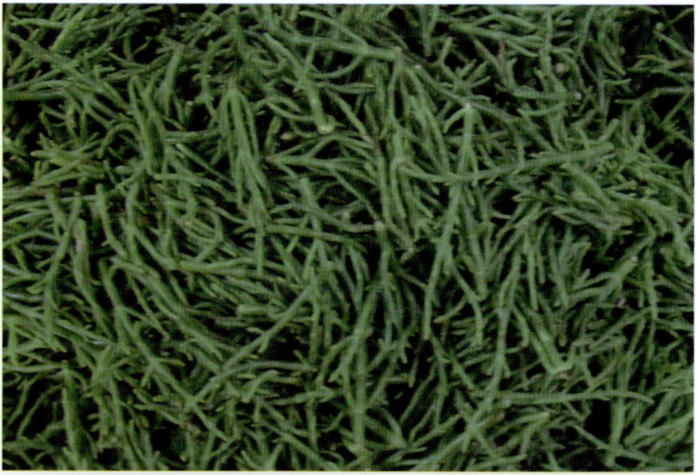

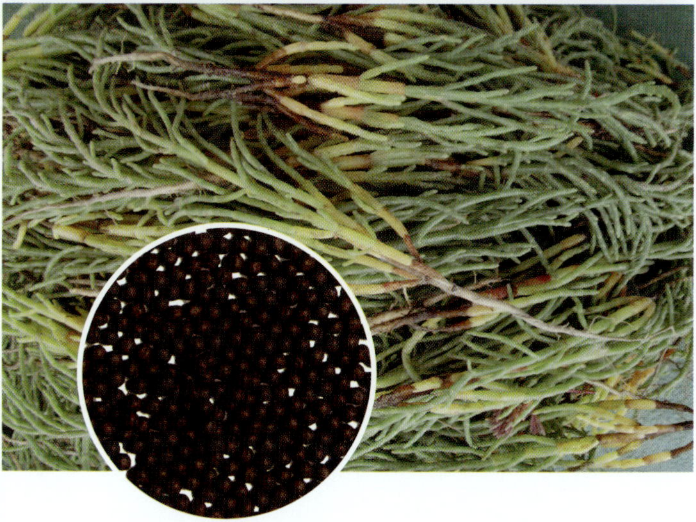

내 몸을 지키는 민간요법 | 139

석창포 Acorus gramineus

- **한약명** _ 석창포石菖蒲   • **다른 이름** _ 쟁피, 백창, 수창, 니창
- **약 효** _ 혈압강하, 진정 작용

이용부위 _ 꽃, 뿌리   개화시기 _ 5~6월 누르스름한 녹색 또는 연한 황색
채취시기 _ 봄꽃, 여름뿌리   분포지역 _ 전국의 연못가나 개울가

▶ 채취와 보관법
一. 봄에는 꽃, 여름에는 뿌리를 채취하여 햇볕에 말려서 쓴다.

▶ 민간요법
一. 심장 신경증에는 뿌리를 1회에 5g을 하루 용량으로 하여 하루에 3번씩 장복한다. 석창포는 심장의 수축력을 강화하여 주어 정신을 안정시켜 준다.

一. 우울증·건망증에는 뿌리를 캐서 물로 씻고 4g을 물에 달여서 하루에 3번 공복에 복용한다. 석창포는 방향성이 좋아 울체된 기운을 소산시키고 정신을 집중하게 하는데 쓴다.

一. 늑막염에는 5월 단오 이전에 창포를 캐서 물로 씻고 그늘에 말린 후 물에 달여 하루에 3번 공복에 복용한다.

一. 화농성종양·타막상에는 뿌리를 짓찧어 즙을 짜서 환처에 바른다.

一. 전간癲癇·간질에는 뿌리를 잘게 썰어 물에 달여 하루에 3번 공복에 복용한다.

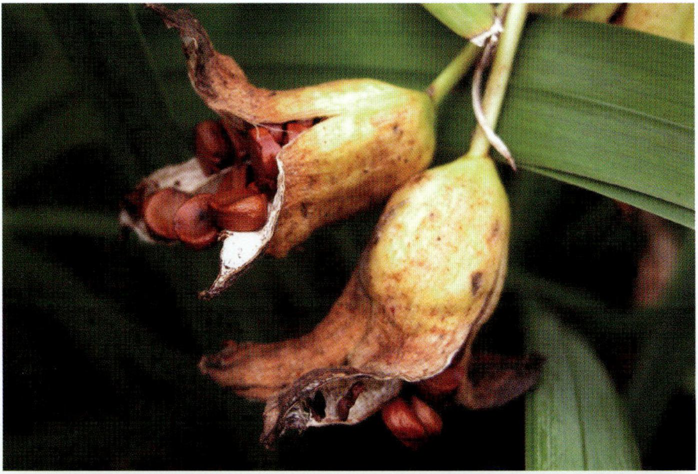

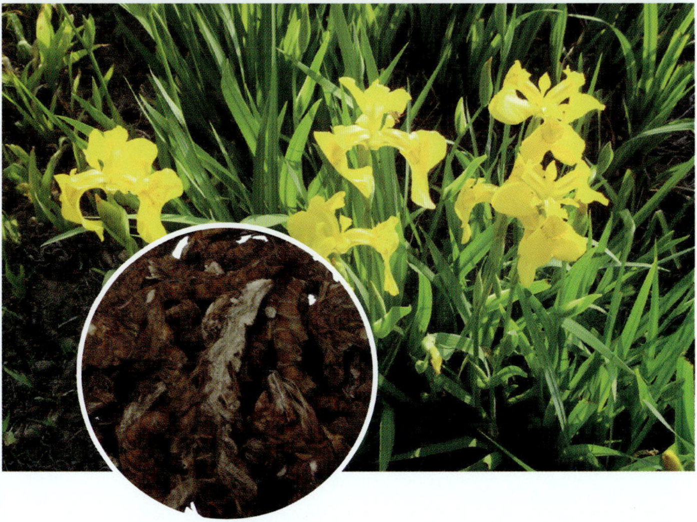

내 몸을 지키는 민간요법 | 141

접시꽃 Althaea rosea

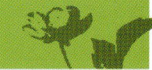

- **한약명** _ 촉규蜀葵花, 촉규묘蜀葵苗, 촉규근蜀葵根
- **다른 이름** _ 칙금잔, 촉규근, 호규근, 촉규자
- **약 효** _ 이뇨 작용

이용부위 _ 꽃, 잎, 줄기, 뿌리
개화시기 _ 6월분홍색, 자주색, 흰색
채취시기 _ 봄꽃, 수시잎, 줄기, 뿌리
분포지역 _ 전국의 들과 길가

▶ 채취와 보관법
- 꽃은 봄에, 잎과 줄기와 뿌리는 수시로 채취하여 쓴다.

▶ 식용 및 약용법
- 봄에 꽃을 따서 그늘에 말려 차※로 먹거나 뿌리를 캐서 햇볕에 말려 가루 내어 찹쌀과 배합하여 환으로 만들어 먹는다.

▶ 민간요법
- 대하증에는 접시꽃의 뿌리를 캐서 물로 씻고 20g을 삶아서 하루 3번 공복에 복용한다. 접시꽃 뿌리는 임상실험에서 미생물의 성장을 억제시키고, 살균 효과가 있는 것으로 밝혀졌다.
- 종기에는 접시꽃 뿌리를 캐서 물로 씻고 물에 달여서 하루에 3번 공복에 복용한다.
- 창종·금창金瘡에는 뿌리를 짓찧어 즙을 내서 환처에 바른다.
- 혈액 순환·대소변을 잘 통하게 할 때에는 접시꽃의 꽃봉오리를 따서 말려 차※로 꾸준히 마신다.

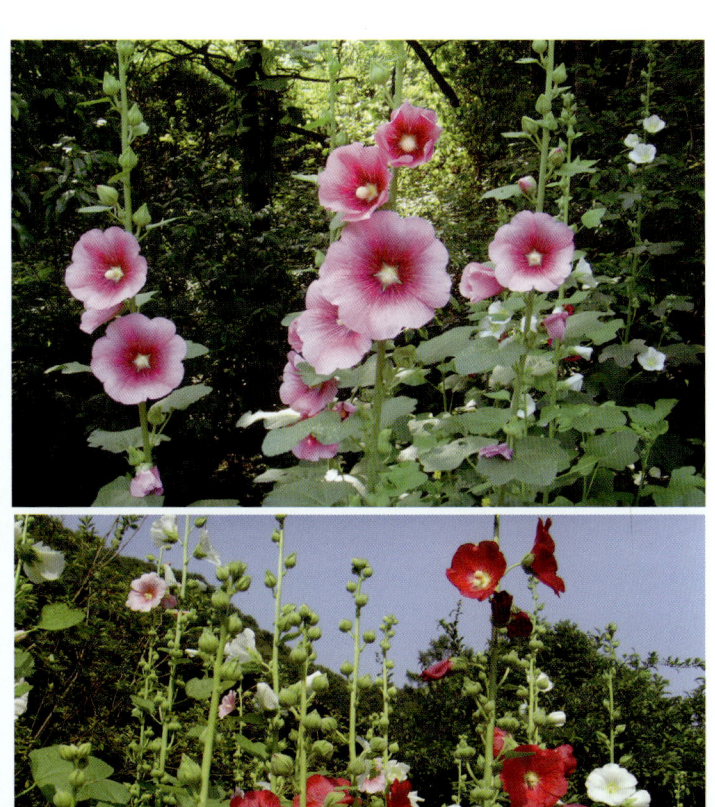

제비꽃 Viola mandshurica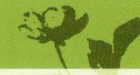

- **한약명** _ 동북근채東北菫菜
- **다른 이름** _ 오랑캐꽃, 지정초, 전두초, 여의초
- **약 효** _ 항염, 항균, 해열 작용

이용부위 _ 꽃, 잎
개화시기 _ 4~5월 흰색, 보라색, 노란색, 분홍색
채취시기 _ 4~7월 꽃과 잎
분포지역 _ 전국의 산과 들

▶ 채취와 보관법
一. 봄부터 초여름까지 꽃과 잎를 채취하여 쓴다.

▶ 식용 및 약용법
一. 봄에 꽃을 따서 꽃전을 해 먹거나 그늘에 말려 차茶로 먹거나 어린잎을 따서 나물로 무쳐 먹거나 쌈으로 먹거나 가을에 종자를 채취하여 기름을 짜서 먹는다.
一. 봄에서 여름까지 부드러운 잎을 따서 씻어 물기를 뺀 다음 항아리에 넣고 설탕이나 시럽을 부어 100일 정도 발효를 시킨 후에 효소 1에 찬물 5를 희석해서 먹는다.

▶ 민간요법
一. 유방 옹종에는 제비꽃을 뜯어 짓찧어 하루에 3번 환처에 붙인다.
一. 독충·뱀에 물렸을 때에는 잎을 따서 짓찧어 환처에 바른다.
一. 황달성 간염·인후염에는 잎을 따서 물에 달여 하루에 3번 공복에 복용한다.

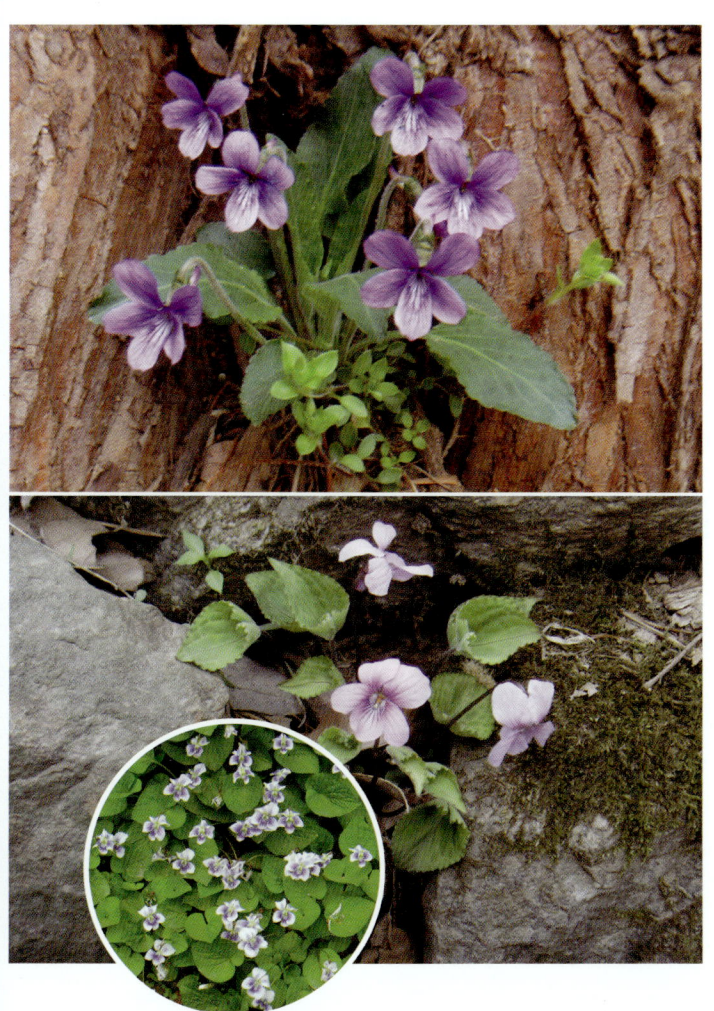

내 몸을 지키는 민간요법 | 145

수선화 Narcissus tazetta var.

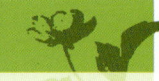

- **한약명** _ 수선근水仙根   • **다른 이름** _ 수선
- **약 효** _ 항종양, 항바이러스, 소염 진통 작용

이용부위 _ 꽃, 뿌리   개화시기 _ 12월~이듬해 3월 흰색, 노란색

채취시기 _ 12월~이듬해 3월   분포지역 _ 꽃밭이나 제주도의 들

▶ 채취와 보관법
一. 꽃과 뿌리를 12월부터 이듬해 3월까지 채취하여 햇볕에 말려서 쓴다.

▶ 민간요법
一. 유방염·옹종·창종에는 뿌리를 캐서 물로 씻고 짓찧어서 환처에 붙인다. 수선화 뿌리는 소염과 진통 작용이 있다.

一. 견비통에는 뿌리를 캐서 물에 씻고 강판에 갈아 생즙을 내서 환처에 붙인다.

一. 유행성 볼거리염에는 수선화 뿌리를 캐서 물로 씻고 강판에 갈아 즙을 내서 환처에 붙인다.

一. 유방염에는 수선화 뿌리를 캐서 엷은 껍질을 벗겨낸 후 강판에 갈아 피자마와 배합하여 환처에 붙인다.

一. 복수암에는 뿌리를 끓여 차로 먹거나 효소를 담가 찬물에 희석해서 먹는다.

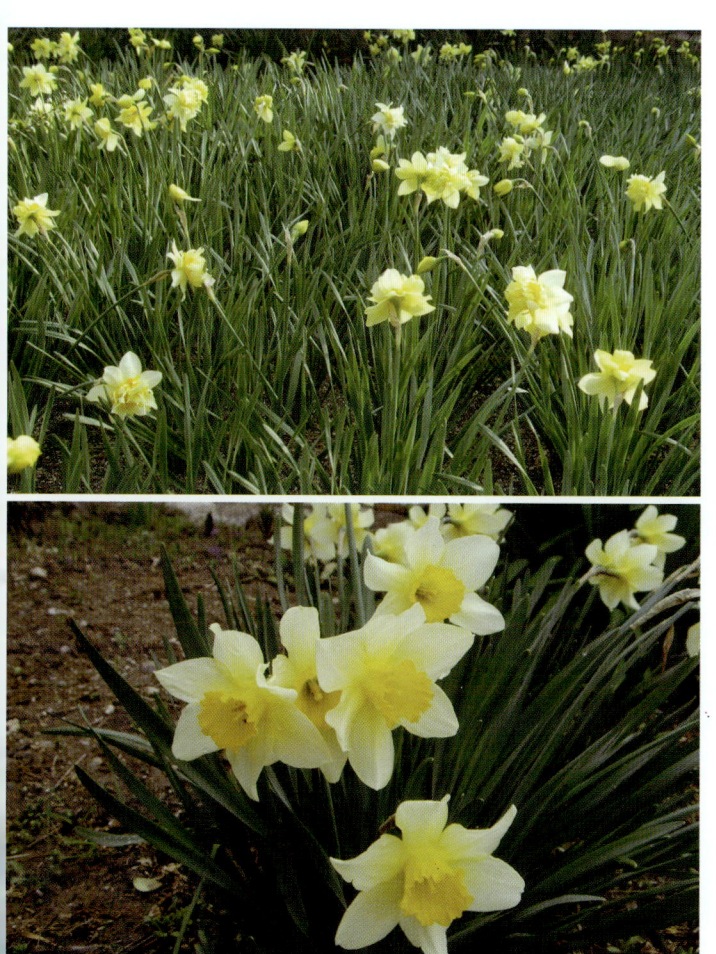

앵초 Primula sieboldii

- **한약명** _ 앵초근櫻草根
- **다른 이름** _ 취란화
- **약 효** _ 진해 거담 작용

이용부위 _ 전초
채취시기 _ 봄
개화시기 _ 4~5월 연한 홍자색
분포지역 _ 전국의 산속

▶ 채취와 보관법
一. 꽃은 피었을 때, 전초를 채취하여 햇볕에 말려서 쓴다.

▶ 식용 및 약용법
一. 봄에 꽃을 따서 꽃전을 해 먹거나 그늘에 말려 차茶로 먹는다.
一. 봄에 앵초 전체를 채취하여 물로 씻고 물기를 뺀 다음 항아리에 넣고 설탕이나 시럽을 부어 100일 정도 발효를 시킨 후에 효소 1에 찬물 5를 희석해서 먹는다.

▶ 민간요법
一. 오래된 해수에는 앵초를 통째로 채취하여 물에 달여 하루에 3번 공복에 복용한다. 장복해야 효과를 볼 수 있다.
一. 잦은 기침에 가래가 나올 때에는 앵초를 짓찧어 즙을 마신다.
一. 기관천식에는 앵초+도라지+배를 배합하여 강판에 갈아서 즙을 마신다.

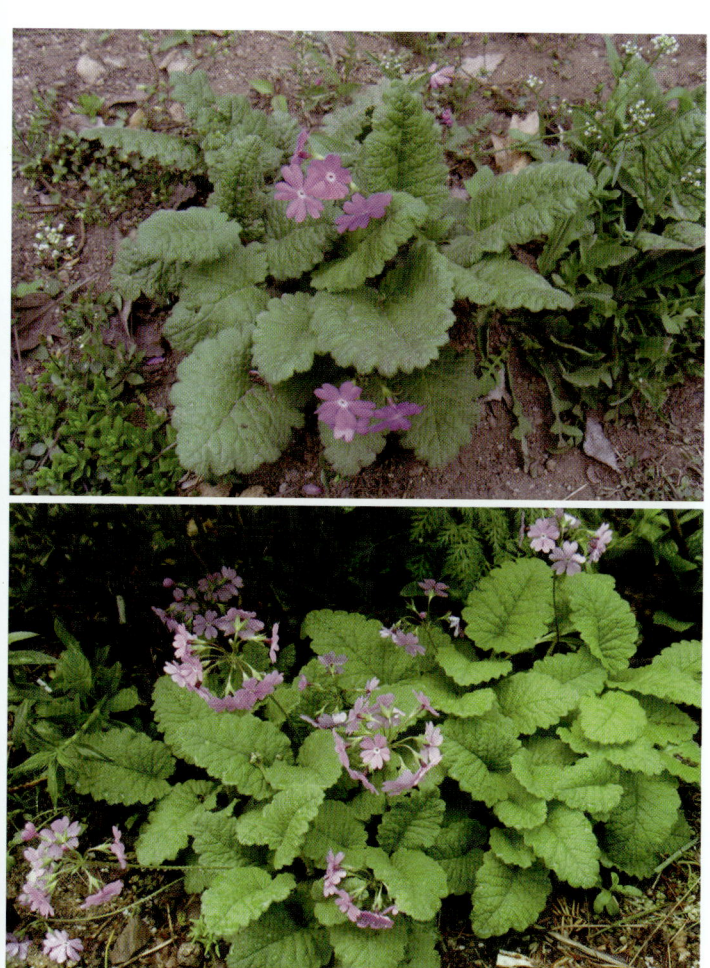

내 몸을 지키는 민간요법 | 149

강황 Curcuma aromatica

- **한약명** _ 강황薑黃   • **다른 이름** _ 울금
- **약 효** _ 담즙 촉진, 진통, 황색포도상균 발육 억제 작용 등

이용부위 _ 뿌리, 뿌리줄기   개화시기 _ 가을
채취시기 _ 봄~여름잎, 가을뿌리   분포지역 _ 남부지방, 진도에서 대량 재배

▶ 채취와 보관법
一. 봄~여름에 잎을, 가을에 뿌리를 채취하여 햇볕에 말려서 쓴다.

▶ 식용 및 약용법
一. 가을에 뿌리를 캐서 햇볕에 말려 가루내어 카레로 만들어 먹거나 잘게 썰어 차茶로 먹는다.

▶ 민간요법
一. 강황은 기氣와 혈血의 막힘을 개선해주며 모든 질병에 쓴다. (본초강목)
一. 카레의 주재료인 강황은 치매를 예방하는 '커큐민' 성분을 많이 함유하고 있다. 카레를 매일 먹는 인도인의 치매 발병률은 세계에서 가장 낮고, 암 발병률은 미국의 1/7 수준이다.
一. 비만에는 강황을 달인 물을 장복한다. 강황에 들어 있는 효소는 몸속의 지방을 분해하여 준다.
一. 노화방지에는 강황으로 효소를 담가 찬물에 희석하여 먹는다.
一. 부스럼에는 강황을 달인 물로 환처를 씻는다.
一. 치질에는 강황을 짓찧어 즙을 내서 환처에 붙인다.

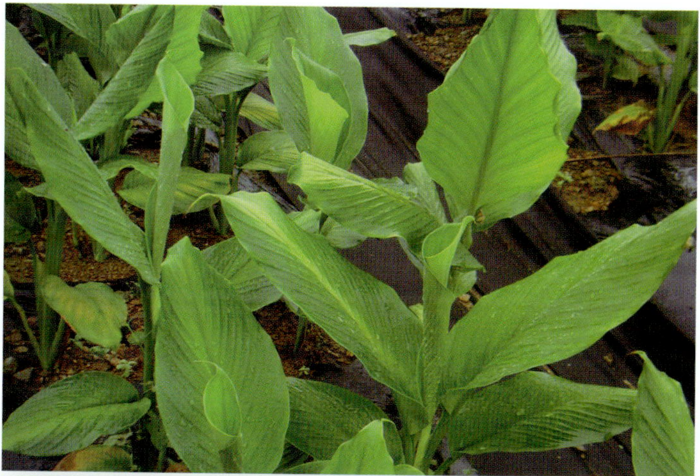

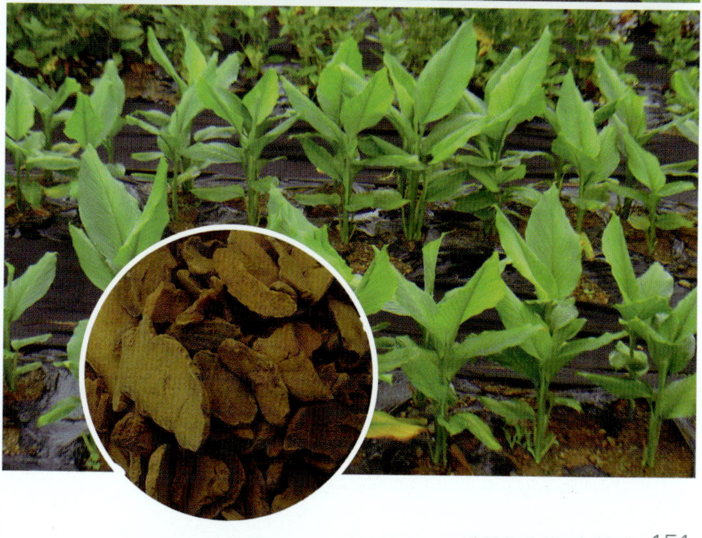

내 몸을 지키는 민간요법

참마 Dioscorea japonica

- **한약명** _ 산약山藥, 산약등山藥藤
- **약 효** _ 혈당강하 작용
- **다른 이름** _ 산우, 서여, 야산두, 산약등

이용부위 _ 뿌리줄기
채취시기 _ 가을
개화시기 _ 6~7월 흰색
분포지역 _ 산지나 밭에서 재배

▶ 채취와 보관법
一. 가을에 뿌리줄기를 채취하여 잔뿌리를 버리고 물에 씻은 다음 겉껍질을 벗긴 후 그늘에 말려서 쓴다.

▶ 식용 및 약용법
一. 봄에 잎을 채취하여 나물, 튀김, 전으로 먹는다. 가을에 뿌리를 채취하여 죽, 수제비, 칼국수, 구이, 찜으로 먹는다.
一. 가을에 뿌리를 캐서 물로 씻고 물기를 뺀 다음 적당한 크기로 잘라 항아리에 넣고 설탕이나 시럽을 부어 100일 정도 발효를 시킨 후에 효소 1 찬물 5를 희석해서 먹는다.

▶ 민간요법
一. 참마의 성미는 달고 평하며 독이 없다. 비, 폐, 신경에 들어간다.
一. 허로손상을 낫게 하며 기운을 보하고 살지게 한다. (향약집성방)
一. 피부습진에는 뿌리줄기를 달인 물로 환처를 씻는다.
一. 변비에는 참마 10g을 껍질을 벗겨내고 강판에 갈아 즙을 내서 먹는다.
一. 요통에는 생참마를 적당한 크기로 잘라서 꿀을 찍어 먹는다. 마는 콩팥의 기능이 약해서 오는 요통에 쓴다.

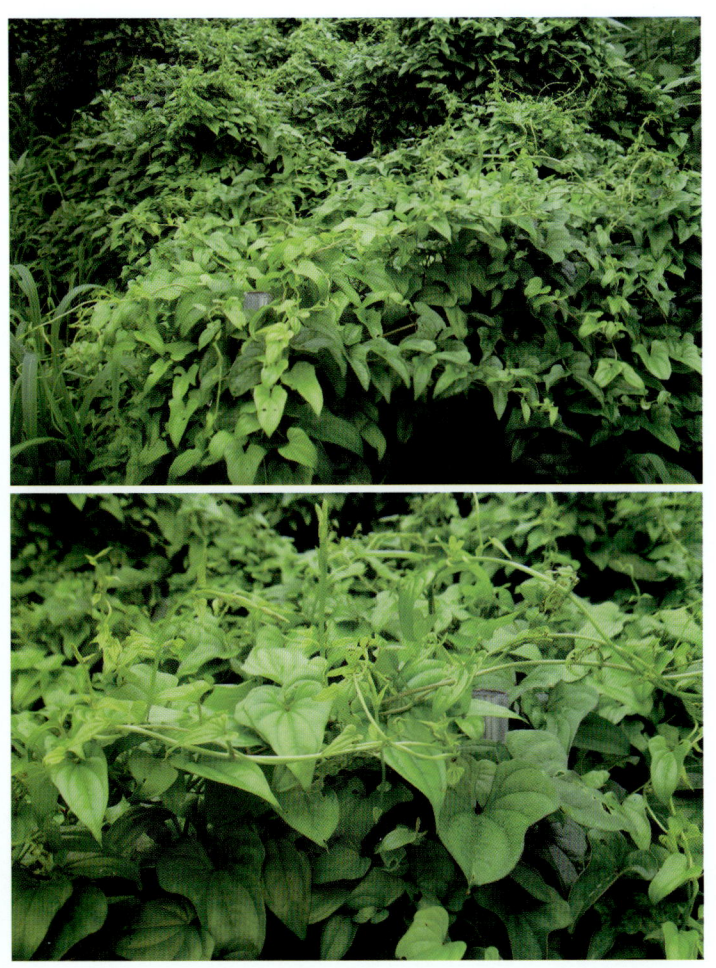

결명자 Cassia tora

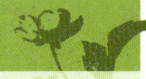

- **한약명** _ 결명자決明子
- **다른 이름** _ 뒷팥, 긴강남차, 초결명, 하부차
- **약 효** _ 혈당, 혈압, 항균 작용 등

이용부위 _ 열매종자 개화시기 _ 6~7월 노란색
채취시기 _ 가을 분포지역 _ 밭

▶ 채취와 보관법
一. 가을에 열매를 채취하여 종자만 햇볕에 말려서 쓴다.

▶ 민간요법
一. 인후가 건조할 때는 결명자 10g을 1일 용량으로 하여 물에 달여서 목 안에 넣고 가글을 한 후에 조금씩 마신다.

一. 고혈압에는 결명자 10g + 약모밀 10g을 하루 용량으로 하여 물로 달여 복용한다. 장복을 해야 효과를 볼 수 있다. 결명자는 혈압을 내려준다.

一. 만성 위염에는 결명자 10g + 이질풀 10g을 하루 용량으로 하여 물에 달여서 하루 3번 공복에 복용한다.

一. 편도선 비대증에는 결명자를 볶아서 진하게 달인 후 입 안을 가글하고 마신한다.

一. 황달·고지혈증에는 결명자 30g을 진하게 달여 마신다. 결명자는 간에 콜레스테롤이 과다하게 축적되어 있는 것을 감소시켜 준다.

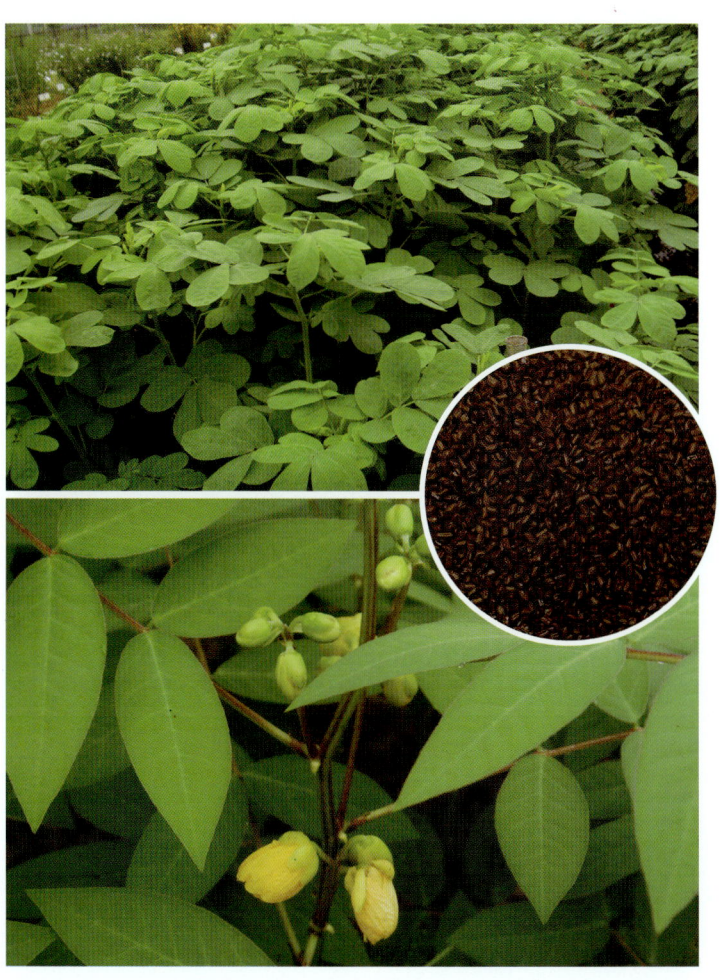

이질풀 Geranium thunbergii

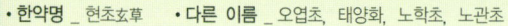

- **한약명** _ 현초호초 • **다른 이름** _ 오엽초, 태양화, 노학초, 노관초
- **약 효** _ 사하, 소염 작용

이용부위 _ 잎
채취시기 _ 10월
개화시기 _ 8~9월 분홍색, 흰색
분포지역 _ 산과 들의 풀밭

▶ 채취와 보관법
一. 이질풀을 약재로 쓸 때는 가을에 잎을 채취하여 그늘에 말려서 쓴다.

▶ 식용 및 약용법
一. 봄에 잎을 채취하여 끓는 물에 살짝 데쳐서 나물로 무쳐 먹는다.
一. 봄에 이질풀 전체를 채취하여 물로 씻고 물기를 뺀 다음 항아리에 넣고 설탕이나 시럽을 부어 100일 정도 발효를 시킨 후에 효소 1에 찬물 5를 희석해서 먹는다.

▶ 민간요법
一. 설사에는 이질풀 10g을 물에 달여 마신다. 이질풀은 이질균을 억제시켜 준다.
一. 급성 장염에는 이질풀 20g을 물에 달여 하루 3번 공복에 복용한다. 이질풀은 장을 덥게 하고 염증을 완화시켜 준다.
一. 복통에는 이질풀을 물에 달여 하루 3번 마신다. 이질풀은 미생물의 발육을 억제시키고, 여름철에 복통, 설사를 일으키는 증상을 다스린다.
一. 어린이가 허약할 때는 이질풀 10g+초결명자 10g을 1회 용량으로 물에 달여 장복한다.

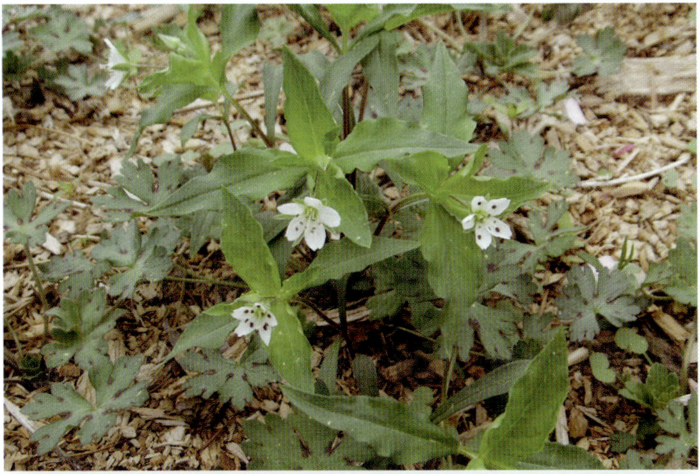

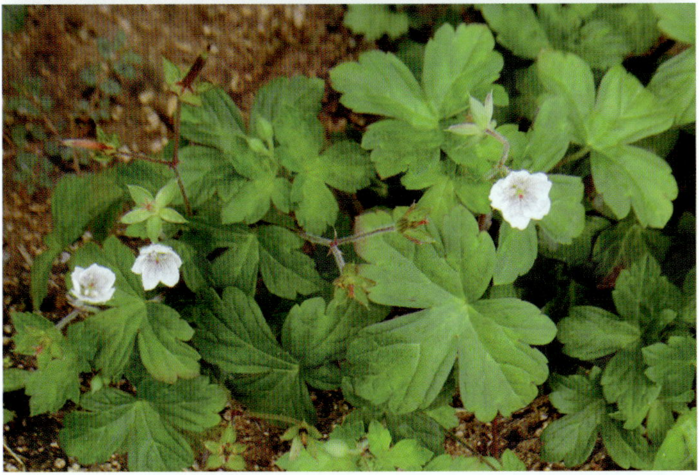

내 몸을 지키는 민간요법

국화 Chrysanthemum morifolium

- **한약명** _ 국화菊花, 국菊
- **다른 이름** _ 중앙화, 절화
- **약 효** _ 혈압강하 항염 작용

이용부위 _ 꽃　　　　　개화시기 _ 10~11월 품종에 따라 노란색, 흰색, 붉은색 등
채취시기 _ 늦가을　　　분포지역 _ 꽃밭이나 화분

▶ 채취와 보관법
一. 가을에 꽃을 채취하여 그늘에 말려서 쓴다.

▶ 식용 및 약용법
一. 가을에 꽃을 채취하여 그늘에 말려 차茶로 먹는다.
一. 가을에 꽃을 채취하여 항아리에 넣고 설탕이나 시럽을 부어 100일 정도 발효를 시킨 후에 효소 1에 찬물 5를 희석해서 먹는다.

▶ 민간요법
一. 온실에서 자란 국화는 약효가 야생 국화에 비해 현저히 떨어지는 것으로 밝혀졌다. 국화는 반드시 가을에 노지에서 채취해야만 방향성 정유 성분도 많고 혈압 강하 작용도 높다.
一. 황달·급성간염에는 국화를 채취하여 그늘에 말린 후 15g을 달여 하루에 3~4회로 나누어 마신다. 국화는 간장의 염증을 제거시켜 준다.
一. 고혈압에는 국화차를 마시거나 효소를 담가 찬물에 희석하여 먹는다.

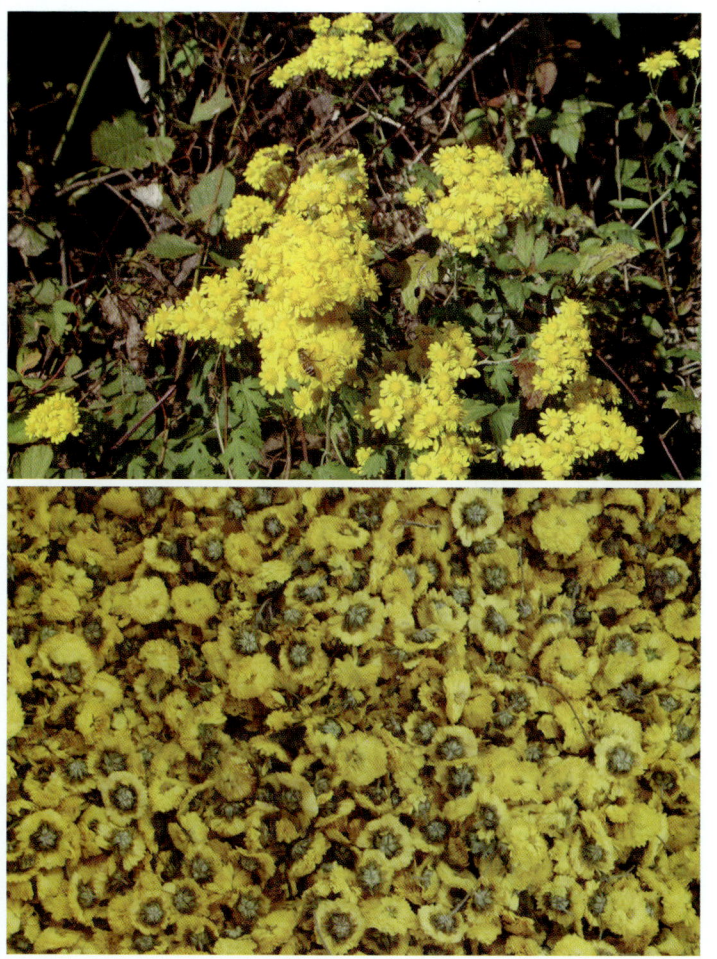

꽃향유 - Elsholtzia ciliata

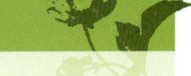

- **한약명** _ 향유 • **다른 이름** _ 향여, 야소, 석해, 야어향
- **약 효** _ 두통, 복통

이용부위 _ 꽃, 전초 개화시기 _ 8~9월 분홍빛 나는 자주색

채취시기 _ 8~9월 꽃, 10월 전초 분포지역 _ 중부 이남 산비탈

▶ 채취와 보관법
一. 여름에 꽃, 가을에 전초를 채취하여 그늘에 말려서 쓴다.

▶ 식용 및 약용법
一. 여름에 꽃을 채취하여 그늘에 말려 차茶로 먹는다.
一. 가을에 전초를 채취하여 항아리에 넣고 설탕이나 시럽을 부어 100일 정도 발효를 시킨 후에 효소 1에 찬물 5를 희석해서 먹는다.

▶ 민간요법
一. 더위를 먹었을 때는 꽃향유 생잎과 줄기를 잘게 썰어서 물에 우려서 물만을 마신다.
一. 두통·발열·발한發汗에는 전초를 물에 달인 후 하루에 3번 공복에 복용한다.
一. 창독에는 전초를 짓찧어 환처에 바른다.
一. 오한무한惡寒無汗에는 꽃향유 꽃을 따서 끓는 물에 꽃을 넣고 우려내어 차茶로 마신다.

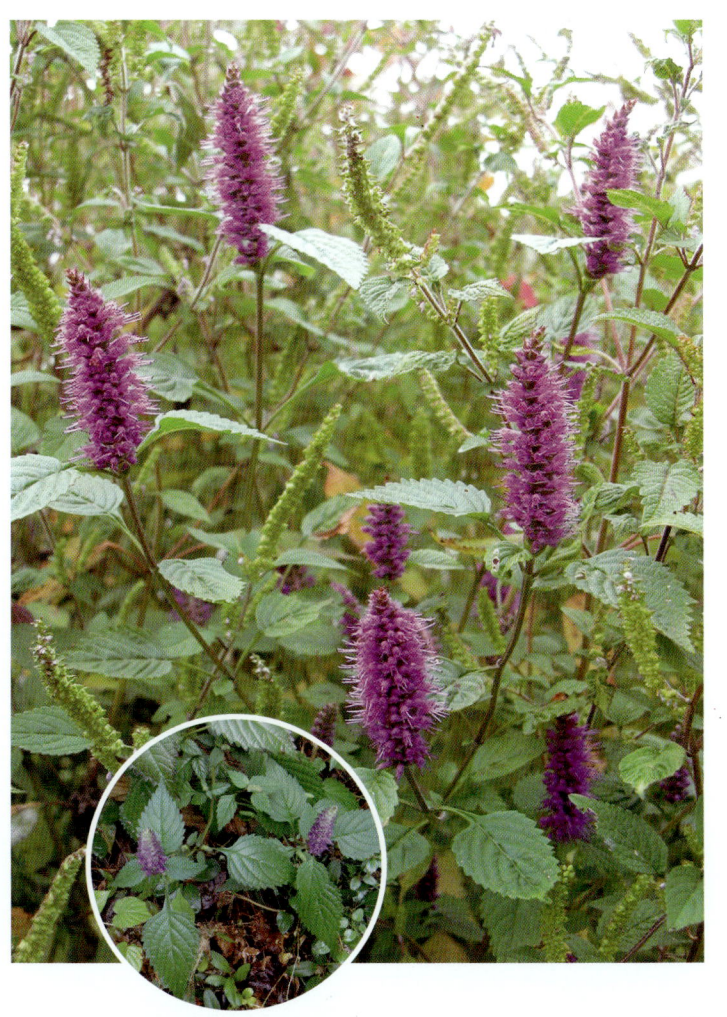

할미꽃 Pulsatilla koreana

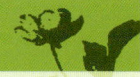

- **한약명** _ 백두옹白頭翁, 백두옹화白頭翁花, 백두옹엽白頭翁葉
- **다른 이름** _ 야장인, 주지화, 백두공, 노고초   • **약 효** _ 항균, 살충, 항암, 해독 작용

이용부위 _ 꽃, 잎, 뿌리   개화시기 _ 4~5월 검붉은 자주색
채취시기 _ 개화 전뿌리, 4~5월꽃, 수시잎   분포지역 _ 중부 이남의 산과 들

▶ 채취와 보관법
一. 봄에 꽃이 피기 전에 뿌리를 채취하여 햇볕에 말려서 쓴다.

▶ 식용 및 약용법
一. 봄에 꽃이 피기 전에 뿌리를 채취하여 물로 씻고 물기를 뺀 다음 항아리에 넣고 설탕이나 시럽을 부어 100일 정도 발효를 시킨 후에 효소 1에 찬물 5를 희석해서 먹는다.

▶ 민간요법
一. 기침·해수에는 할미꽃 뿌리를 달여서 그 물을 마신다. 할미꽃에는 독성이 있기 때문에 신체가 허약한 사람에게 쓰면 안 된다.
一. 매를 맞아 멍이 들었을 때는 할미꽃을 따서 생즙을 내어 환처에 바른다.
一. 치통에는 할미꽃 뿌리를 캐서 물로 씻고 햇볕에 말려서 가루내어 충치에 물고 있는다.
一. 심장통에는 꽃을 따서 물에 달여서 마신다.
一. 두창頭瘡에는 꽃을 달인 물로 머리를 감는다.
一. 지혈을 하고자 할 때에는 뿌리를 짓찧어 즙을 마신다.
一. 부종에는 잎을 따서 달여 마신다.

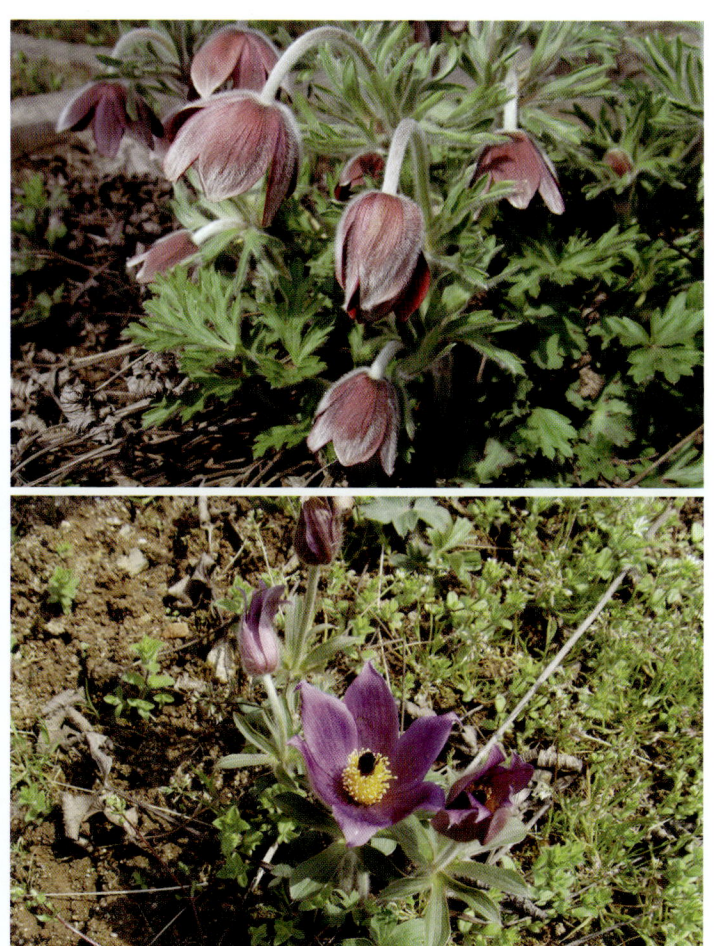

메꽃 Calystegia japonica

- **한약명** _ 구구앙狗狗秧 **다른 이름** _ 메, 고자화, 선화, 선화근, 선화묘
- **약 효** _ 혈압강하, 혈당강하 작용

이용부위 _ 꽃, 잎 개화시기 _ 6~8월 연한 분홍색
채취시기 _ 여름~가을 분포지역 _ 전국의 낮은 지대 냇가 둑이나 강가

▶ 채취와 보관법
一. 꽃과 잎을 채취하여 그늘에 말려서 쓴다.

▶ 식용 및 약용법
一. 꽃이 피기 전에 잎을 채취하여 항아리에 넣고 설탕이나 시럽을 부어 100일 정도 발효를 시킨 후에 효소 1에 찬물 5를 희석해서 먹는다.

▶ 민간요법
一. 히스테리에는 메꽃의 잎과 줄기 15g을 1회 용량으로 하여 물에 달여서 하루에 3번 복용한다.
一. 불임증에는 메꽃의 잎과 줄기 15g을 채취하여 물에 달여서 하루에 3번 복용한다.
一. 고혈압 · 골절에는 꽃을 따서 차로 마신다. 장기간 복용해야 효과를 볼 수 있다. 메꽃차는 뼈를 잘 붙게 한다.
一. 당뇨병에는 꽃이나 전초를 채취하여 물에 달여 하루에 3번 공복에 복용한다.

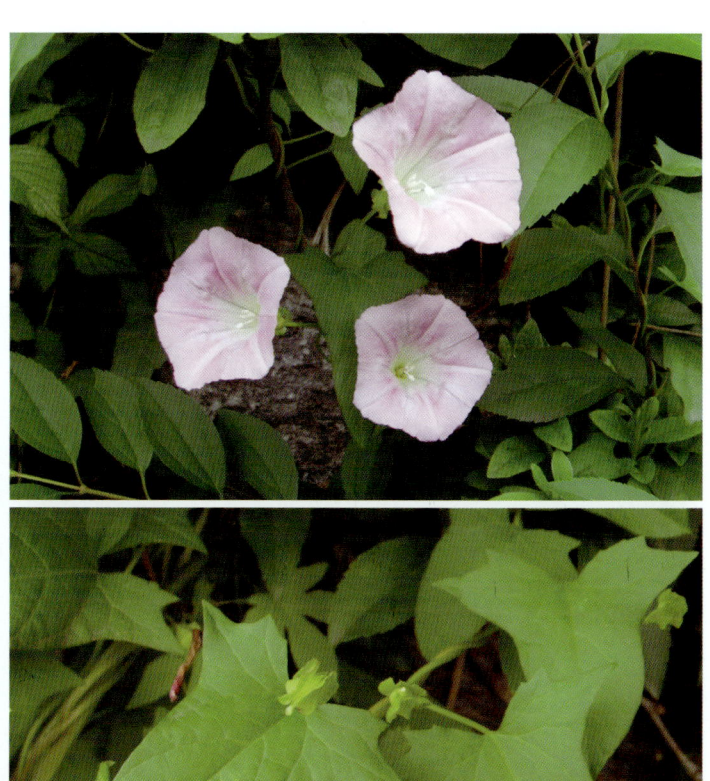

황기 Astragalus membranaceus

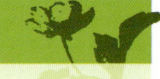

- 한약명 _ 황기
- 다른 이름 _ 백본, 왕손, 촉지, 단녀삼
- 약 효 _ 혈압강하, 혈관 확장 작용

이용부위 _ 꽃, 뿌리
채취시기 _ 여름꽃, 가을뿌리
개화시기 _ 7~8월노란색
분포지역 _ 산의 산 중턱이나 밭

▶ 채취와 보관법

一. 여름에 꽃, 가을에 뿌리를 채취하여 코르크층을 제거한 다음 썰어서 햇볕에 말려 꿀을 넣고 약한 불에 볶아서 쓴다.

▶ 민간요법

一. 황기는 성미는 달고 약간 따스하며 독은 없다. 비, 폐, 삼초, 신경에 들어간다. 산전산후 기혈소모로 인한 허증과 어린이의 모든 병에 좋다. 통증을 멈추며 새살을 돋게 하는 작용 또한 세다.〈본초경〉

一. 자한自汗이나 도盜汗에는 뿌리를 달여 하루에 3번 공복에 복용한다.

一. 고혈압 · 근육경련에는 꽃을 따서 차茶로 마신다.

一. 옹종 · 종기에는 잎을 따서 짓찧어 환처에 붙인다.

一. 기와 혈이 부족하여 땀을 많이 흘릴 때는 황기 뿌리로 효소를 담가 찬물에 희석해서 공복에 먹는다. 장기간 복용해야 효과를 볼 수 있다.

一. 소변이 잘 안나올 때에는 황기를 물에 달여 먹는다.

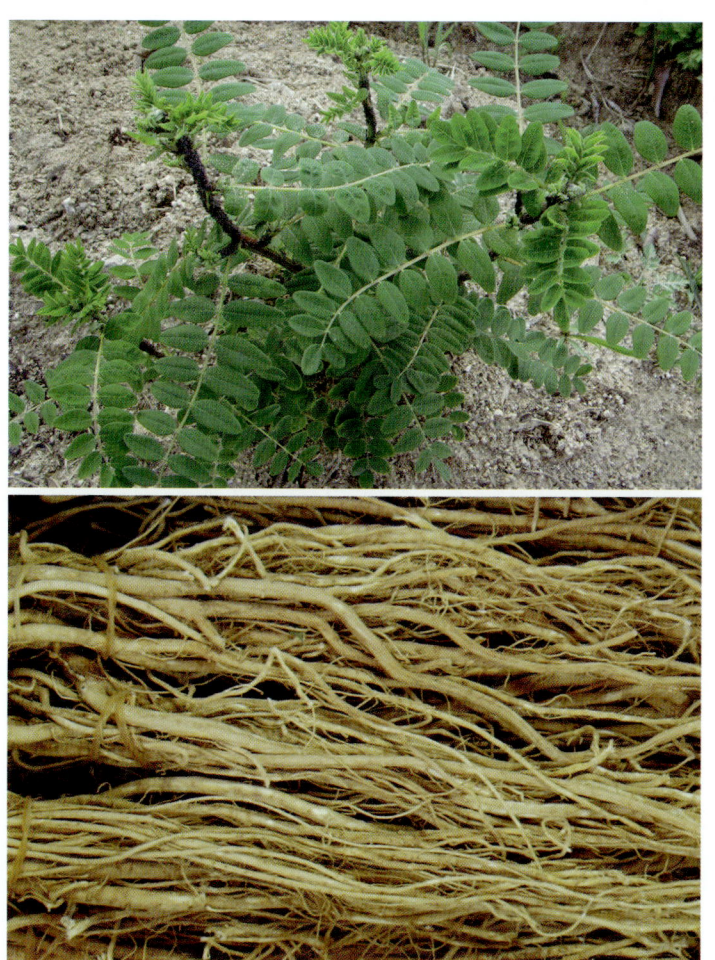

고삼 Sophora flavescens

- **한약명** _ 고삼苦蔘 **· 다른 이름** _ 도둑놈의지팡이, 느삼, 너삼, 천삼
- **약 효** _ 건위, 위궤양에 대한 방어 작용 등

이용부위 _ 뿌리   개화시기 _ 6~8월 연한 노란색

채취시기 _ 가을부터 이듬해 봄   분포지역 _ 전국의 깊은 산기슭

▶ 채취와 보관법
一. 가을부터 이듬해 봄까지 뿌리를 수시로 채취하여 햇볕에 말려서 쓴다.

▶ 식용 및 약용법
一. 7월 전후에 꽃을 따서 차로 먹거나 튀김으로 먹는다.
一. 수시로 뿌리를 채취하여 물로 씻고 물기를 뺀 다음 적당한 크기로 잘라 항아리에 넣고 설탕이나 시럽을 부어 100일 정도 발효를 시킨 후에 효소 1에 찬물 5를 희석해서 먹는다.

▶ 민간요법
一. 만성 위염에는 고삼 뿌리를 캐서 물로 씻고 1회 용량 5g을 물에 달여서 공복에 복용한다.
一. 유방염에는 고삼 뿌리를 캐서 물로 씻고 잘게 썰어 헝겊에 싸서 따뜻하게 한 후 환처에 찜질을 한다.
一. 화상에는 잎을 짓찧어 즙을 내서 환처에 바른다.
一. 편도선염에는 뿌리를 물에 달여 하루에 3번 공복에 복용한다.
一. 스트레스성 위염에는 뿌리를 달여 차茶로 마신다.
一. 대하에는 뿌리를 달인 물로 음부陰部를 씻는다.

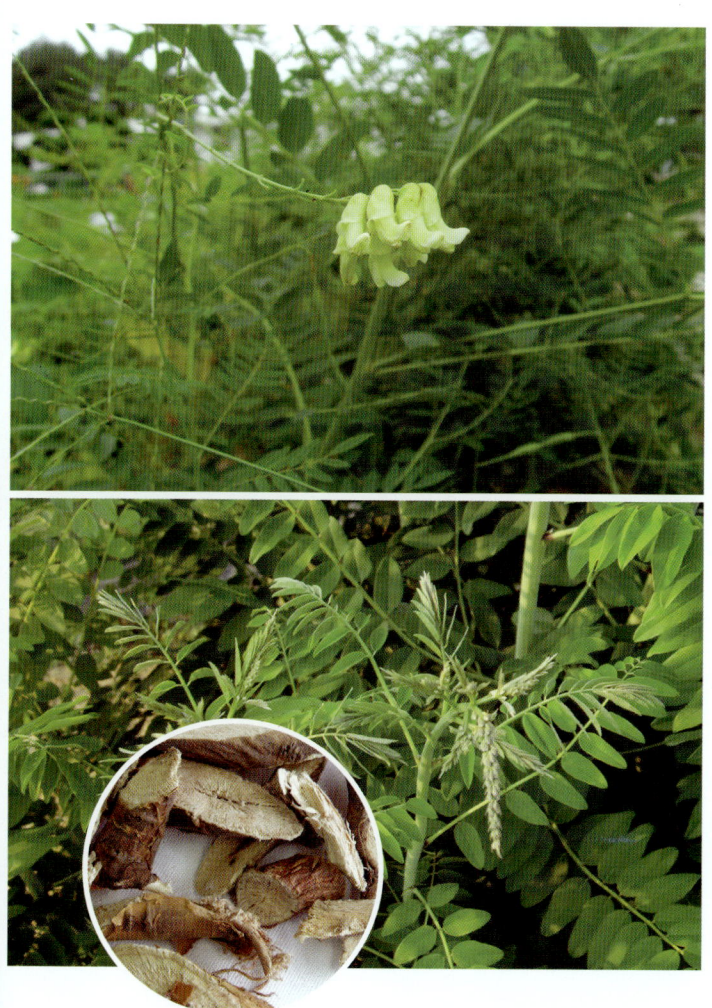

내 몸을 지키는 민간요법 | 169

현삼 Scrophularia buergeriana

- **한약명** _ 현삼玄蔘   • **다른 이름** _ 흑삼, 원삼, 정마, 야지마
- **약 효** _ 혈압강하 작용

이용부위 _ 뿌리
채취시기 _ 가을
개화시기 _ 8~9월황록색
분포지역 _ 전국의 산지나 밭

▶ 채취와 보관법
一. 가을에 뿌리를 채취하여 햇볕에 말려서 쓴다.

▶ 식용 및 약용법
一. 봄에 잎을 따서 끓는 물에 살짝 데쳐 나물로 먹는다.
一. 봄에는 잎, 가을에는 뿌리를 채취하여 물로 씻고 물기를 뺀 다음 적당한 크기로 잘라 항아리에 넣고 설탕이나 시럽을 부어 100일 정도 발효를 시킨 후에 효소 1에 찬물 5를 희석해서 먹는다.

▶ 민간요법
一. 축농증에는 뿌리를 캐서 물로 씻고 햇볕에 말려 가루를 내어 코 안에 넣는다. 현삼은 혈압을 내리고 염증을 삭힌다.
一. 옹종에는 잎을 채취하여 짓찧어 즙을 내서 환처에 바른다.
一. 나력결핵 목 램프샘염에는 뿌리를 캐서 잘게 썰어 물에 달여 하루에 3번 공복에 복용한다.

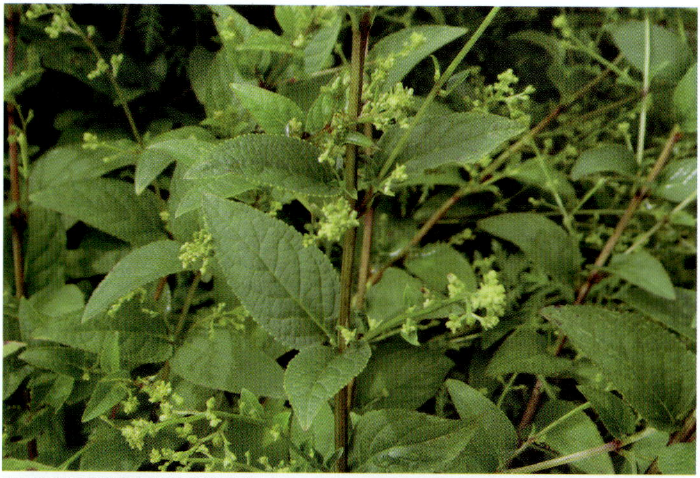

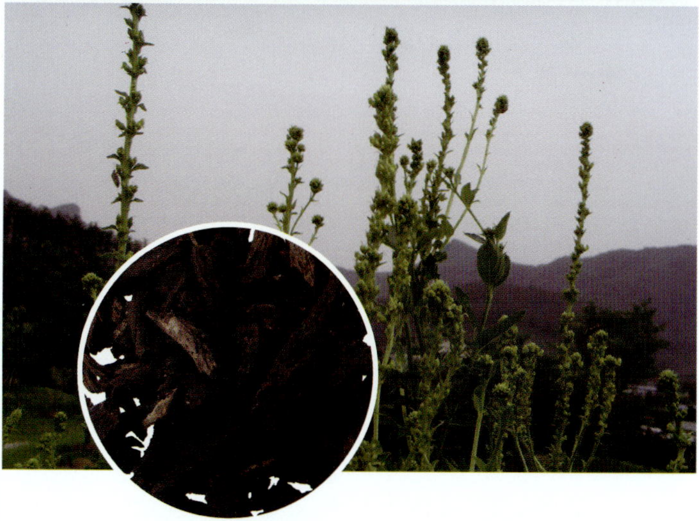

잔대 Adenophora triphylla

- **한약명** _ 사삼沙蔘
- **다른 이름** _ 딱주, 지모, 백사삼
- **약 효** _ 거담, 강심, 혈압강하 작용

이용부위 _ 뿌리
채취시기 _ 가을
개화시기 _ 7~9월 연한 보라색
분포지역 _ 전국의 산지

▶ 채취와 보관법
一. 가을에 뿌리를 수시로 채취하여 햇볕에 말려서 쓴다.

▶ 식용 및 약용법
一. 봄에 잎을 따서 끓는 물에 살짝 데쳐 나물로 먹는다.
一. 봄에는 잎, 가을에는 뿌리를 채취하여 물로 씻고 물기를 뺀 다음 적당한 크기로 잘라 항아리에 넣고 설탕이나 시럽을 부어 100일 정도 발효를 시킨 후에 효소 1에 찬물 5를 희석해서 먹는다.

▶ 민간요법
一. 잦은 기침에는 뿌리 15g을 물에 달여서 공복에 마신다. 잔대는 열이 나고 편도선이 부었을 때, 잦은 기침에 쓴다.
一. 거담·가래에는 뿌리를 캐서 볕에 말린 후 물에 달여 하루에 3번 공복에 복용한다.
一. 인후통에는 생잎을 따서 즙을 내서 마신다.
一. 고혈압에는 말린 잎이나 뿌리를 물에 우려 먹거나 차茶로 먹는다.

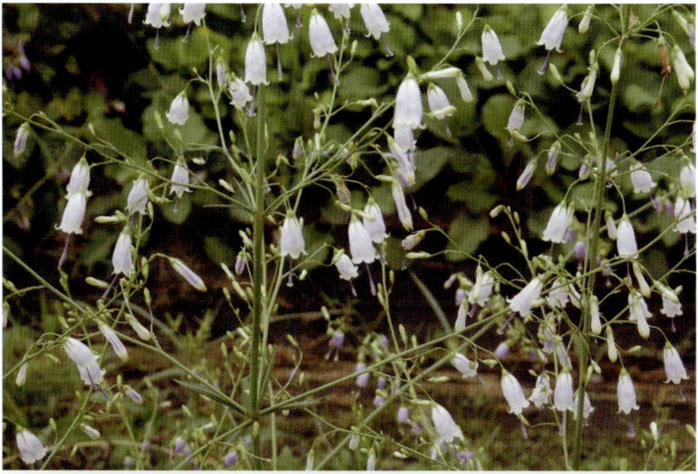

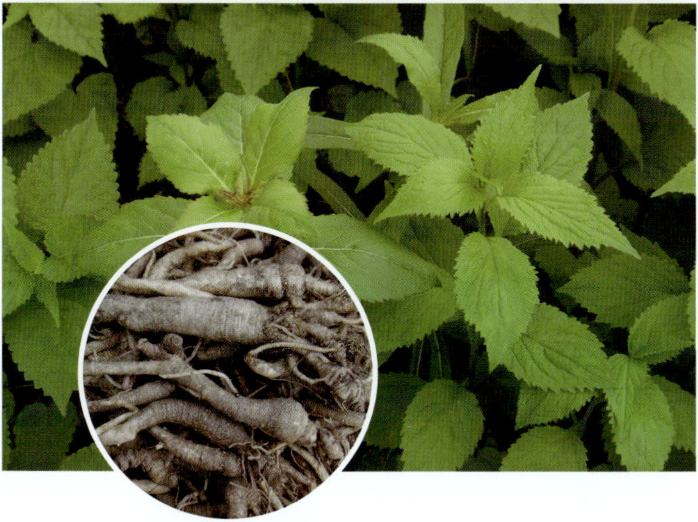

내 몸을 지키는 민간요법 | 173

감초 Glycyrhiza glabra

- **한약명** _ 감초감초
- **다른 이름** _ 노초, 미초, 영초, 민감초
- **약 효** _ 해독, 혈압강하 작용

이용부위 _ 뿌리 개화시기 _ 7~8월 연한 자주색
채취시기 _ 가을 분포지역 _ 밭

▶ 채취와 보관법
一. 가을에 뿌리를 채취하여 햇볕에 말려서 쓴다.

▶ 민간요법
一. 간염에는 감초를 1회에 15g씩 물로 달여서 하루 3회 복용한다. 임상실험에서 전염성 간염에 감초를 달인 물 15~20ml를 13일을 복용한 후 간 기능이 정상으로 회복되었다.

一. 목소리가 갈라지는 현상이 있을 때는 감초 4g을 물에 달여 목 안에 넣고 있다가 서서히 조금씩 마신다. 감초는 해독 작용을 하는 데 쓴다.

一. 십이지궤양에는 감초 10g을 물에 달여서 공복에 복용한다. 감초는 새로운 조직의 재생 작용을 도와준다.

一. 음식물 중독 · 약물 중독 · 식물 중독에는 생감초를 물에 달여 마신다.

一. 파상풍에는 생잎이나 생뿌리를 짓찧어 즙을 내서 마신다.

一. 생손앓이 생인손에는 감초를 달인 물에 담근다.

一. 야뇨증에는 감초를 달인 물을 먹는다.

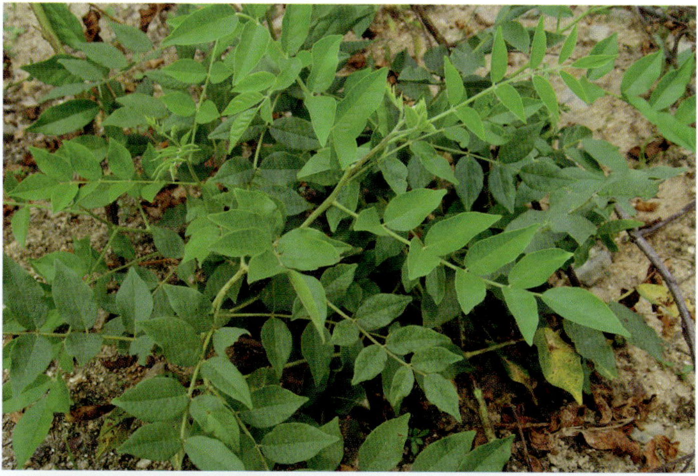

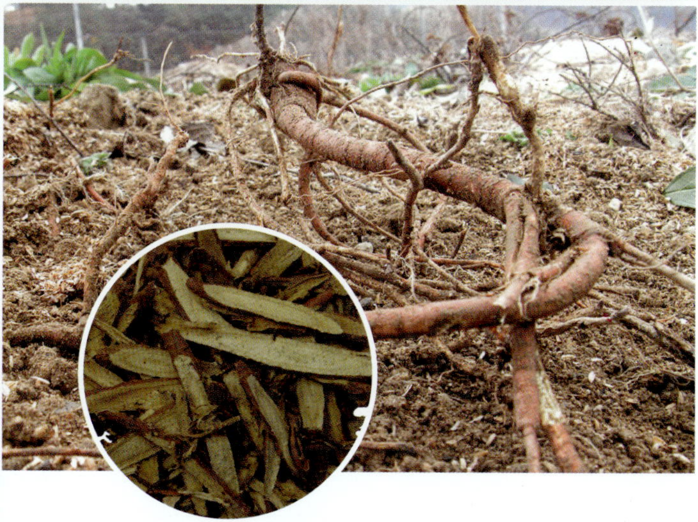

내 몸을 지키는 민간요법 | 175

천궁 Cnidium officinale

- **한약명** _ 천궁川芎
- **다른 이름** _ 두궁, 서궁, 경궁, 무궁
- **약 효** _ 혈압강하, 자궁을 수축하는 작용

이용부위 _ 뿌리줄기   개화시기 _ 8~9월흰색   채취시기 _ 가을
분포지역 _ 깊은 산의 나무 밑이나 초지, 서늘하고 보습이 잘 되는 곳

▶ 채취와 보관법
一. 가을에 뿌리줄기를 채취하여 햇볕에 말려서 쓴다.

▶ 식용 및 약용법
一. 봄에 잎을 따서 끓는 물에 살짝 데쳐 나물로 먹거나 쌈으로 먹는다.

▶ 민간요법
一. 생리통에는 천궁 5g+당귀 5g+현호색 5g을 하루 용량으로 하여 물에 달여서 하루에 3번으로 나누어 공복에 복용한다. 자궁의 혈액순환을 도와 어혈을 제거하고 진통을 다스린다.
一. 복통에는 생잎을 따서 짓찧어 즙을 마신다.
一. 월경불순에는 뿌리를 채취하여 물에 씻고 잘게 썰어 물에 달여 하루에 3번 공복에 복용한다.
一. 난산에는 말린 천궁을 차로 마시거나 효소를 만들어 찬물에 희석해서 먹는다.
一. 복분자주나 약초술에 향을 낼 때 천궁을 약간 넣는다.

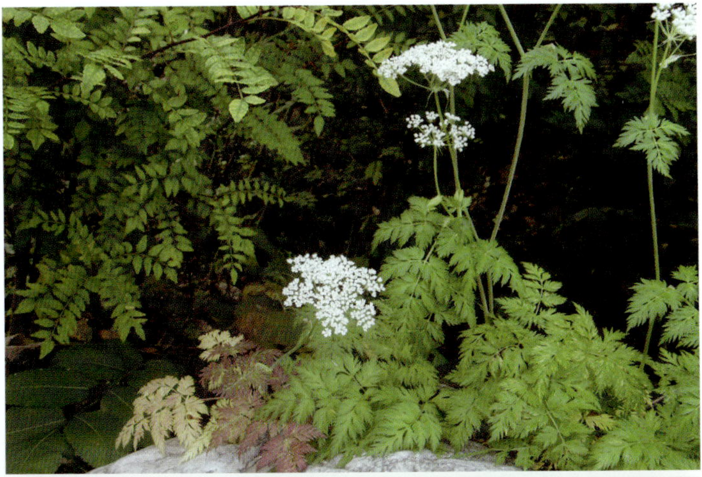

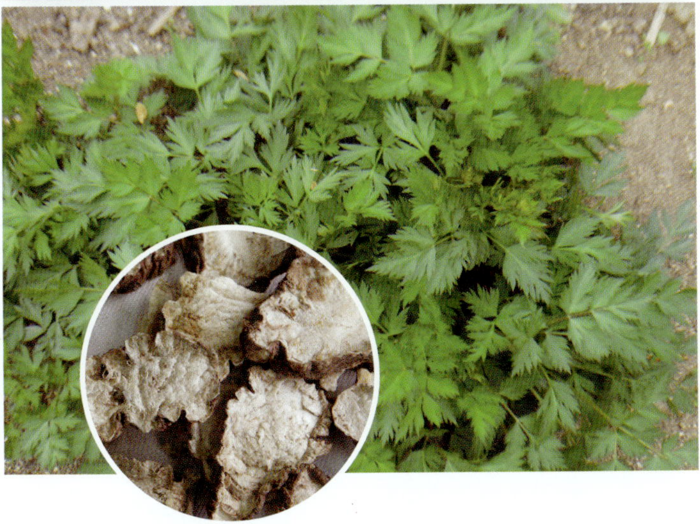

내 몸을 지키는 민간요법 | 177

천문동 Asparagus cochinchinensis

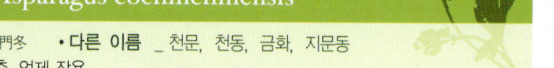

- **한약명** _ 천문동天門冬
- **다른 이름** _ 천문, 천동, 금화, 지문동
- **약 효** _ 항균, 살충, 억제 작용

이용부위 _ 뿌리줄기	개화시기 _ 5~6월 노란색 나는 갈색
채취시기 _ 가을~겨울	분포지역 _ 전국의 산, 숲 속 그늘

▶ 채취와 보관법
一. 가을부터 겨울까지 뿌리줄기를 채취하여 껍질을 벗겨 버리고 햇볕에 말려서 쓴다.

▶ 식용 및 약용법
一. 뿌리줄기를 채취하여 말린 후 잘게 썰어 차茶로 먹는다.

▶ 민간요법
一. 성미는 달며 쓰고 차다. 폐, 신경에 들어간다. 〈본초경〉
一. 신음을 보하여 근골을 든든하게 하고 피부를 윤택하게 한다. 〈본초경〉
一. 오래 먹으면 음위증을 낫게 한다. 〈본초비요〉
一. 당뇨병에는 뿌리를 캐서 햇볕에 말린 후 물로 달여 하루에 3번 공복에 복용한다. 천문동은 진액생성을 촉진시켜 갈증을 풀어 주고 혈당을 낮춰주기 때문에 당뇨에 쓴다.
一. 백일해에는 천문동 20g을 물에 달여서 마신다. 천문동은 미열이 있고 잦은 기침을 하고 허약한 사람에게 쓴다.

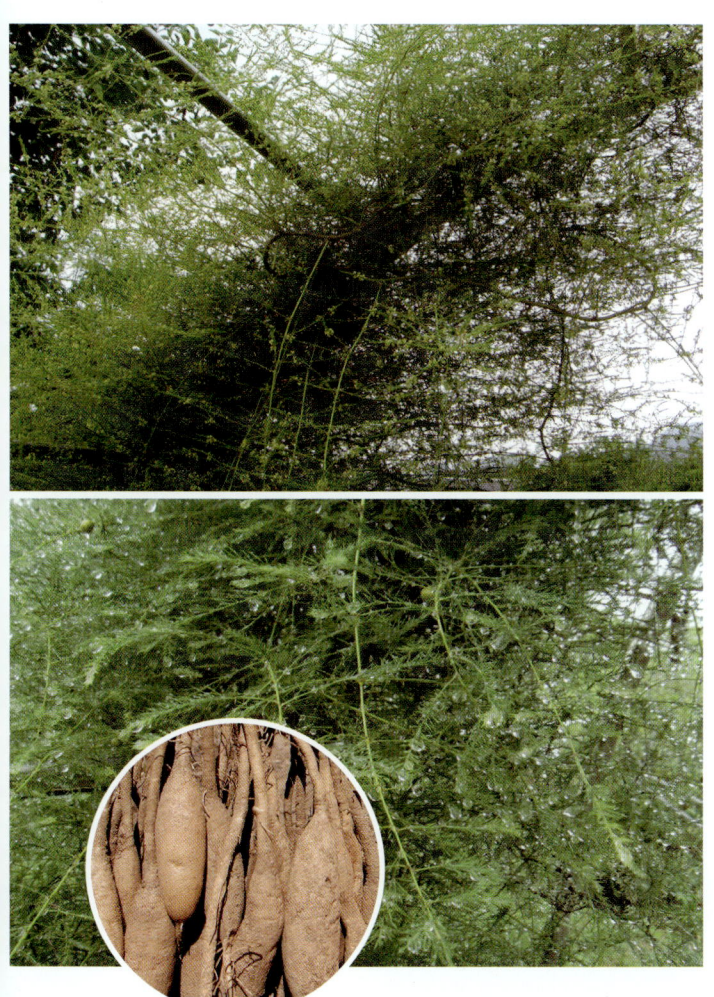

으아리 Clematis mandshurica

- **한약명** _ 위령선威靈仙
- **다른 이름** _ 선인초, 마음가리나물
- **약 효** _ 해열, 진통, 이뇨 억제, 요산을 녹이는 작용

이용부위 _ 뿌리 개화시기 _ 6~8월흰색
채취시기 _ 가을~봄 분포지역 _ 전국의 산기슭과 들

▶ 채취와 보관법
一. 가을부터 봄까지 뿌리를 채취하여 햇볕에 말려서 쓴다.

▶ 식용 및 약용법
一. 꽃, 열매, 뿌리를 수시로 채취하여 말린 후 잘게 썰어 차※로 먹는다.
一. 가을부터 봄까지 뿌리를 채취하여 물로 씻고 물기를 뺀 다음 잘게 썰어 항아리에 넣고 설탕이나 시럽을 부어 100일 정도 발효를 시킨 후에 효소 1에 찬물 5를 희석해서 먹는다.

▶ 민간요법
一. 무릎관절염에는 뿌리 15g을 물에 달여서 하루에 3번 공복에 복용한다. 으아리는 근골의 통증을 가라앉힌다.
一. 통풍·요통·편두통에는 뿌리를 물에 달여 하루에 3번 공복에 복용하거나 효소를 만들어 찬물에 희석해서 먹는다.
一. 경락을 소통하고자 할 때는 꽃이나 열매, 뿌리를 차※로 마신다.

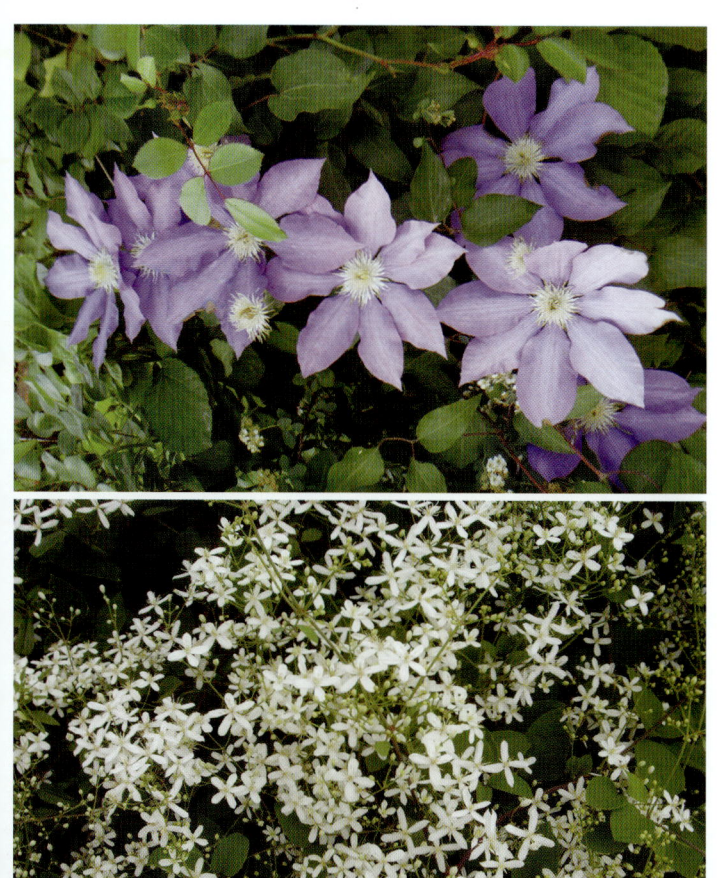

내 몸을 지키는 민간요법 | 181

고본 Ligusticum tenuissimum

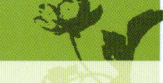

- **한약명** _ 고본藁本
- **다른 이름** _ 돌반향, 토궁, 지신, 괴향
- **약 효** _ 진경, 통경, 항염증, 항진균 작용

이용부위 _ 뿌리
개화시기 _ 8~9월 백색
채취시기 _ 봄~가을
분포지역 _ 전국의 깊은 산기슭

▶ 채취와 보관법
一. 봄~가을에 뿌리를 채취하여 햇볕에 말려서 쓴다.

▶ 식용 및 약용법
一. 뿌리를 채취하여 말린 후 잘게 썰어 차茶로 먹는다.
一. 뿌리를 채취하여 물로 씻고 물기를 뺀 다음 잘게 썰어 항아리에 넣고 설탕이나 시럽을 부어 100일 정도 발효를 시킨 후에 효소 1에 찬물 5를 희석해서 먹는다

▶ 민간요법
一. 두통 · 어지럼증에는 뿌리를 채취하여 물로 씻고 그늘에 말린 후 20g을 물에 달여서 마신다. 혈압을 내려 주는 작용을 하는 고본은 두통을 다스려 준다.
一. 코가 딸기코가 되었을 때는 뿌리를 달인 물을 코에 수시로 바른다.
一. 피부에 진균이 있을 때에는 생뿌리를 짓찧어 즙을 환처에 바른다.
一. 설사에는 뿌리를 달여 마신다.

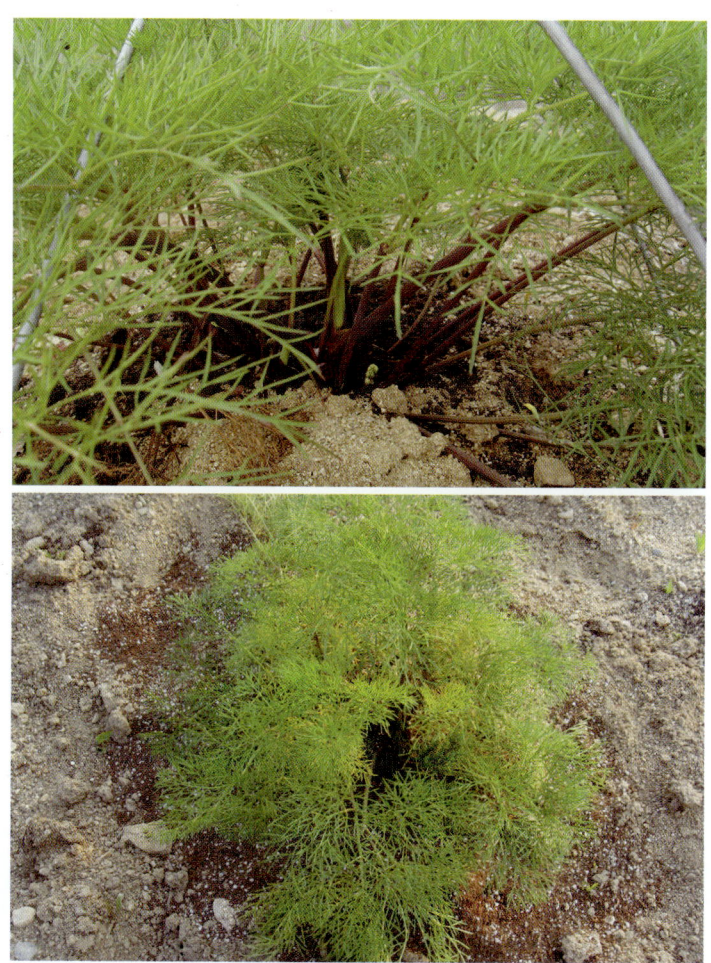

까마중 Solanum nigrum

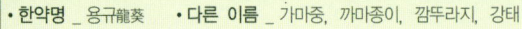

- **한약명** _ 용규龍葵
- **다른 이름** _ 가마중, 까마종이, 깜뚜라지, 강태
- **약 효** _ 항염증, 혈당강하 작용

이용부위 _ 열매, 지상부, 뿌리   개화시기 _ 5~7월 흰색
채취시기 _ 9월 열매, 봄·가을 지상부, 뿌리   분포지역 _ 전국의 길가나 밭

▶ 채취와 보관법
─ 봄과 가을에 지상부와 뿌리를 채취하여 햇볕에 말려서 쓴다.

▶ 식용 및 약용법
─ 가을에 검게 성숙한 열매를 따서 생으로 먹거나 용기에 넣고 19도 소주를 부어 밀봉하여 3개월 후에 먹는다.
─ 봄과 가을에 지상부와 뿌리를 채취하여 적당한 크기로 잘라 항아리에 넣고 설탕이나 시럽을 부어 100일 정도 발효를 시킨 후에 효소 1에 찬물 5를 희석해서 먹는다.

▶ 민간요법
─ 만성기관지염·급성신장염에는 지상부와 뿌리를 물에 달여 하루에 3번 공복에 복용한다.
─ 당뇨병에는 검게 성숙한 열매를 따서 으깨어 즙을 마신다.
─ 옹종에는 검게 성숙한 열매를 따서 즙을 내어 환처에 바른다.
─ 눈에 다래끼가 생겼을 때는 검게 성숙된 열매를 따서 물에 달인 후 온습포한다.

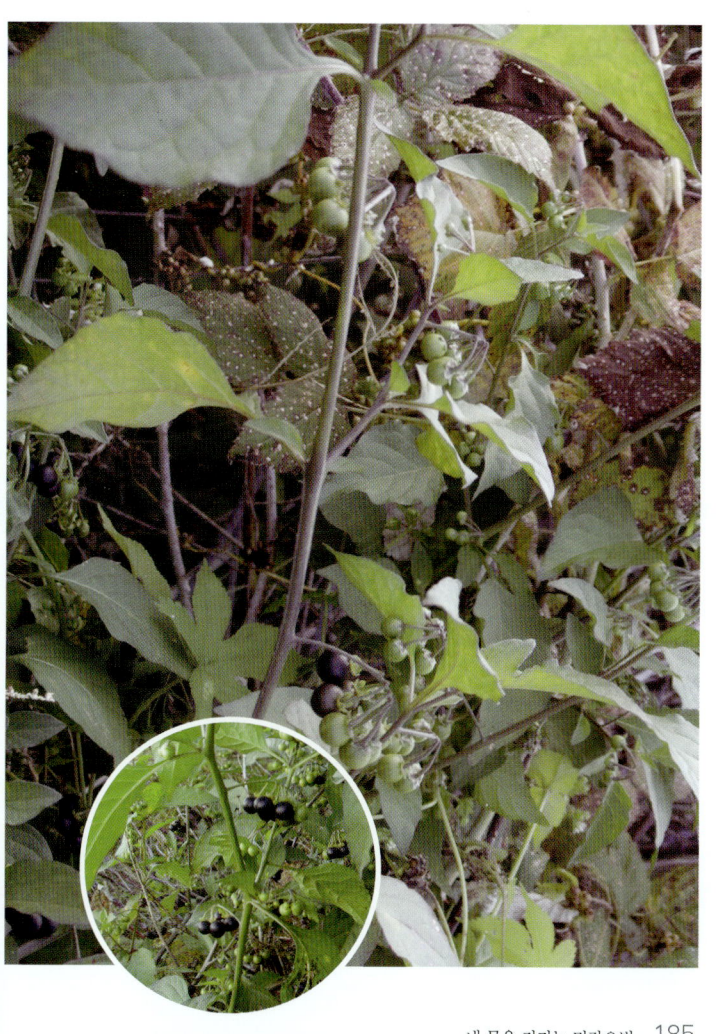

속새 Equisetum hyemale

- **한약명** _ 목적木賊
- **다른 이름** _ 목적초, 절절초, 절골초, 무심초
- **약 효** _ 항암 작용

이용부위 _ 지상부
채취시기 _ 9~10월
개화시기 _ 홀씨 포자낭수로 핌
분포지역 _ 숲속의 습지

▶ 채취와 보관법
一. 여름부터 가을까지 지상부를 채취하여 그늘이나 햇볕에 말려서 쓴다.

▶ 식용 및 약용법
一. 여름에 지상부를 채취하여 적당한 크기로 잘라 항아리에 넣고 설탕이나 시럽을 부어 100일 정도 발효를 시킨 후에 효소 1에 찬물 5를 희석해서 먹는다.

▶ 민간요법
一. 간암에는 지상부를 채취하여 물에 달여 하루에 3번 공복에 복용한다.
一. 탈항에는 지상부를 짓찧어 즙을 내어 환처에 바른다.
一. 산통疝痛·후통喉痛에는 지상부를 짓찧어 즙을 내서 먹거나 효소를 담가 찬물에 희석해서 먹는다.

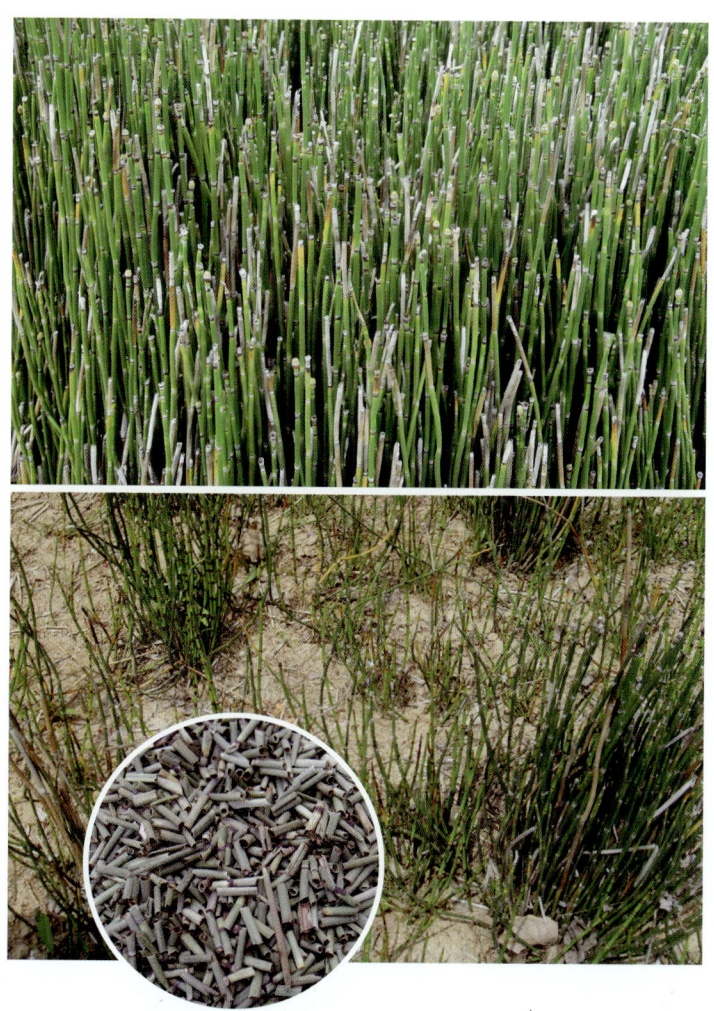

범꼬리 Bistorta manshuriensis

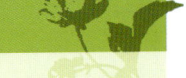

- **한약명** _ 권삼拳蔘 ・**다른 이름** _ 자삼, 파상약, 화두삼
- **약 효** _ 항균, 지혈 작용

이용부위 _ 뿌리줄기 개화시기 _ 7~8월 연한 분홍색
채취시기 _ 가을~봄 분포지역 _ 전국의 깊은 산

▶ 채취와 보관법
一. 봄에는 싹이 트기 전, 가을에는 잎이 마르기 시작할 때 뿌리줄기를 캐서 말려서 쓴다.

▶ 민간요법
一. 정신이 혼미할 때는 꽃을 채취하여 그늘에 말려서 차茶로 먹는다.
一. 편도선비대중에는 뿌리줄기를 짓찧어 즙을 내서 하루에 3번 입 안에서 가글을 한 후 뱉는다.
一. 습진에는 범꼬리를 채취하여 짓찧어 생즙을 내서 백반을 혼합하여 환처에 수시로 바른다.
一. 구내염에는 뿌리줄기를 달인 물로 양치질을 한다.
一. 옹종에는 뿌리줄기를 짓찧어 즙을 환처에 바른다.
一. 나력결핵 목 램프샘염에는 뿌리줄기를 물에 달여 하루에 3번 공복에 복용한다.
一. 파상풍에는 뿌리줄기를 탕에 넣고 우린 물로 목욕을 한다.
一. 지혈에는 뿌리줄기를 짓찧어 즙을 내서 환처에 바르거나 물에 달여 먹는다.

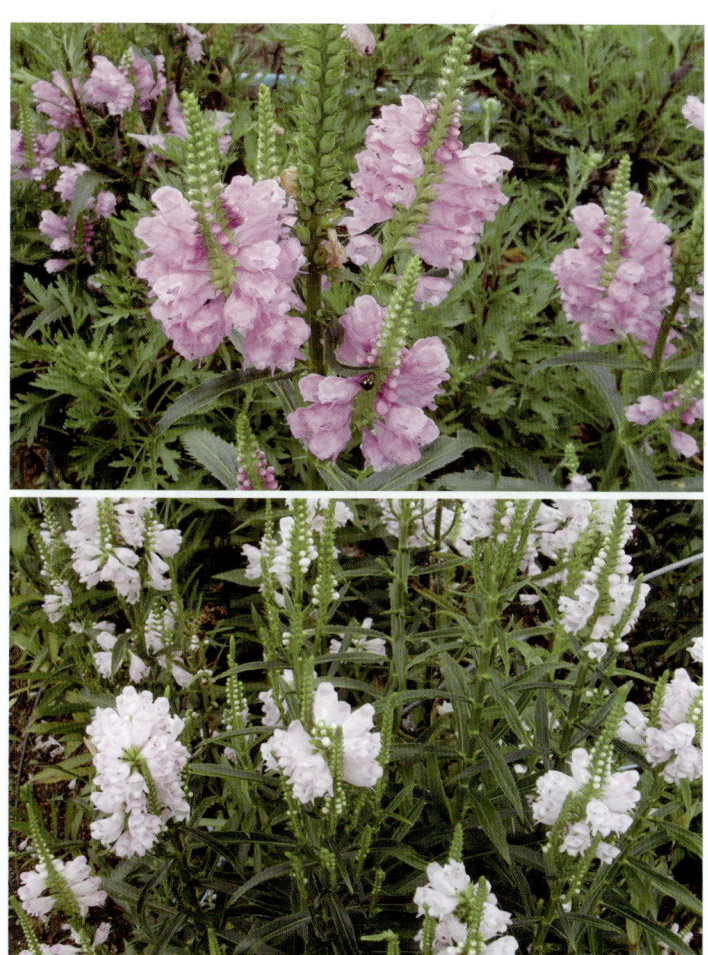

삼 Cannabis sativa

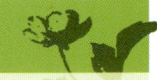

- **한약명** _ 마자인麻子仁, 마근麻根, 마엽麻葉 마화麻花
- **다른 이름** _ 대마, 마, 대마초
- **약 효** _ 중추신경 마비 작용

이용부위 _ 잎, 뿌리, 종자 　개화시기 _ 7~8월 연한 녹색
채취시기 _ 8~9월 　　　　　 분포지역 _ 섬, 밭

▶ 채취와 보관법
一. 잎은 수시로, 종자와 뿌리는 가을에 채취하여 그늘에 말려서 쓴다.

▶ 식용 및 약용법
一. 여름에 잎을 채취하여 적당한 크기로 잘라 항아리에 넣고 설탕이나 시럽을 부어 100일 정도 발효를 시킨 후, 효소 1에 찬물 5를 희석해서 먹는다.

▶ 민간요법
一. 통풍 · 류머티즘으로 인한 신체마비에는 꽃을 따서 차로 먹거나 덜 익은 꽃을 따서 물에 달여서 하루에 3번 공복에 복용한다.
一. 불면증에는 덜 익은 꽃을 따서 물에 달여서 마신다.
一. 노인성 변비에는 종자를 물에 달여서 마신다.
一. 변비에는 삼씨 20g을 물에 달여서 공복에 마신다. 삼씨 안에는 지방유가 다량 함유되어 있다.
一. 천식에는 담배에 잎을 섞어서 피운다.
一. 생리통에는 껍질을 벗긴 삼씨 두 되와 복숭아씨 75g을 잘 으깨어 뜨거운 술에 담가 하루 정도 두었다가 하루에 3번 식사 전에 한 잔씩 마신다. 술을 못먹는 사람은 따뜻한 물로 복용해도 된다. (동의보감)

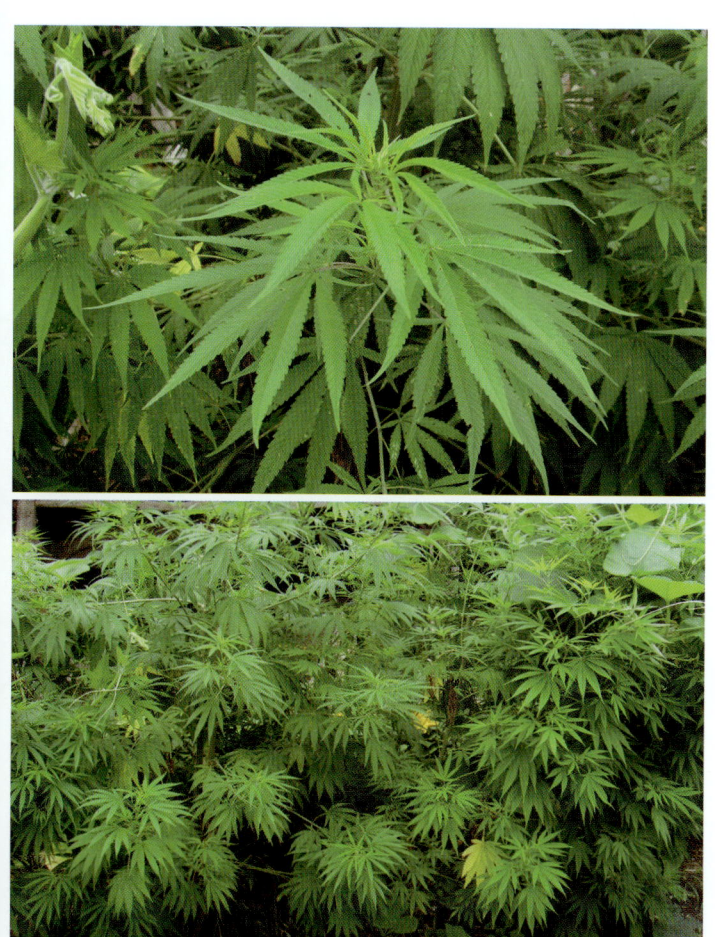

도꼬마리 Xanthium strumarium

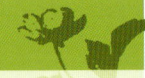

- **한약명** _ 창이자蒼耳子
- **다른 이름** _ 되꼬리, 도깨비열매, 되꼬마리, 도둑놈가시
- **약 효** _ 살균, 항염, 해독 작용

이용부위 _ 잎, 뿌리, 종자 개화시기 _ 8~9월 노란색

채취시기 _ 9~10월 뿌리, 종자, 수시 잎 분포지역 _ 길가나 들

▶ 채취와 보관법
一. 잎은 수시로, 종자와 뿌리는 가을에 채취하여 그늘에 말려서 쓴다.

▶ 민간요법
一. 치통에는 도꼬마리 잎에 죽염을 섞어 이를 닦는다.
一. 피부소양에는 열매를 달인 물을 환처에 바른다.
一. 풍한에 의한 두통에는 열매를 달여 차로 먹는다.
一. 모기에 물렸을 때에는 잎을 짓찧어 즙을 환처에 바른다.
一. 도꼬마리 10개를 태워 재를 만들어 마시면 술이 자연히 싫어진다.
一. 축농증에는 잎과 줄기 15g을 물에 달여서 하루에 3번 공복에 복용한다.
一. 무좀에는 도꼬마리 지상부를 삶은 물에 백반을 타서 환부에 바른다. 도꼬마리는 살균 작용, 항염 작용이 있다.
一. 비염에는 종자＋신이 백목련 꽃봉오리를 말린 것를 배합하여 물에 달여 하루에 3번 공복에 복용한다.
一. 두통에는 도꼬마리 열매＋천궁＋당귀를 같은 량으로 배합하여 물에 달여 잠들기 전에 마신다.

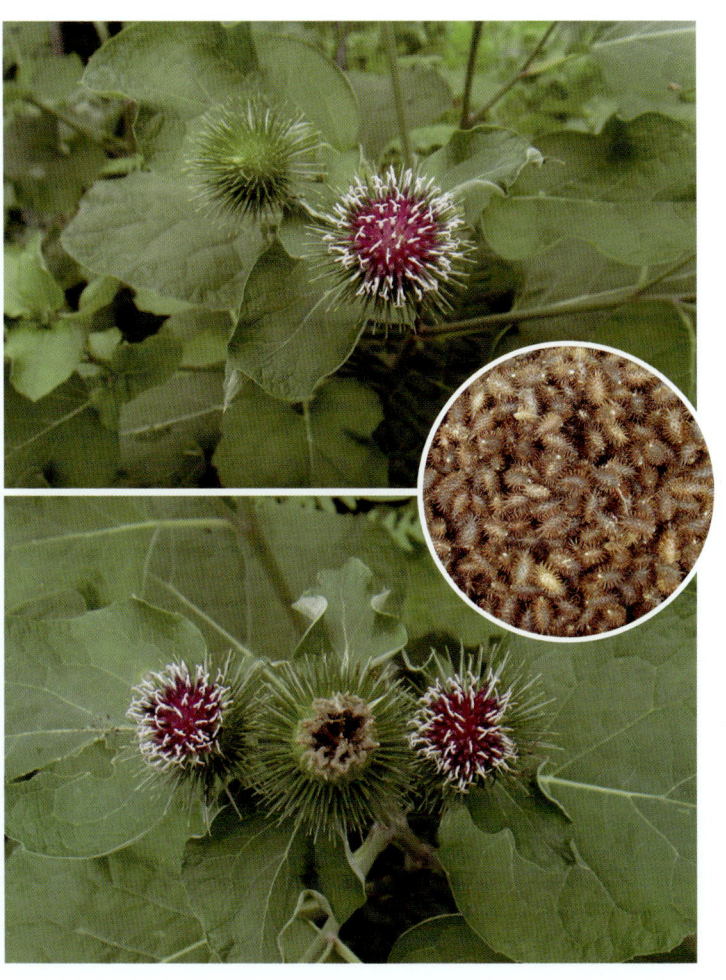

구릿대 Angelica dahurica

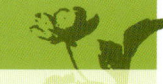

- **한약명** _ 백지白芷
- **다른 이름** _ 대활, 구리대 /
- **약 효** _ 항균, 해열, 진통, 지방 분해 촉진 작용

이용부위 _ 잎, 뿌리
채취시기 _ 봄잎, 9~10월뿌리
개화시기 _ 6~8월흰색
분포지역 _ 전국의 산골짜기

▶ 채취와 보관법
一. 봄에 잎을, 가을에 뿌리를 채취하여 햇볕에 말려서 쓴다.

▶ 식용 및 약용법
一. 봄에 어린순을 뜯어 끓는 물에 살짝 데쳐서 나물로 무쳐 먹는다. 뿌리를 가루내어 찹쌀과 배합해서 환으로 먹는다.

一. 뿌리를 잘게 썰어 차茶로 먹거나 봄에 잎, 가을에 뿌리를 채취하여 물로 씻고 물기 뺀 다음 적당한 크기로 잘라 항아리에 넣고 설탕이나 시럽을 부어 100일 정도 발효를 시킨 후에 효소 1에 찬물 5를 희석해서 먹는다.

▶ 민간요법
一. 치통에는 잎을 짓찧어 즙을 내서 양치질을 한다.
一. 두통에는 뿌리를 물에 달여 하루에 3번 공복에 복용한다.
一. 적대하에는 뿌리 10g + 인동덩굴의 꽃 10g을 물에 달여서 하루에 3번 공복에 복용한다. 뿌리에는 살균 작용이 있고, 인동덩굴의 꽃은 미생물에 저항력이 높다.

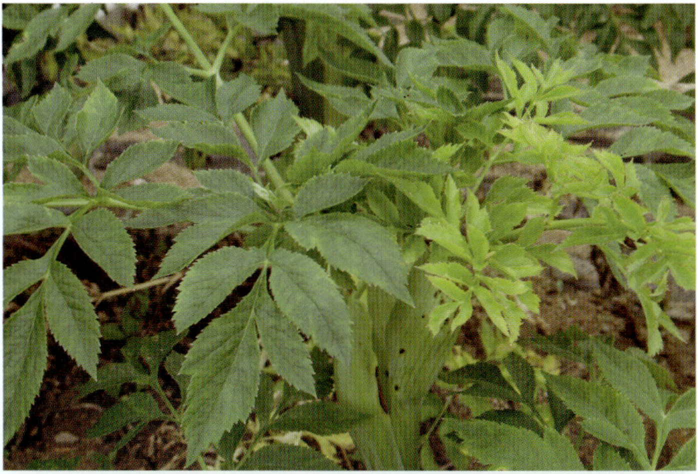

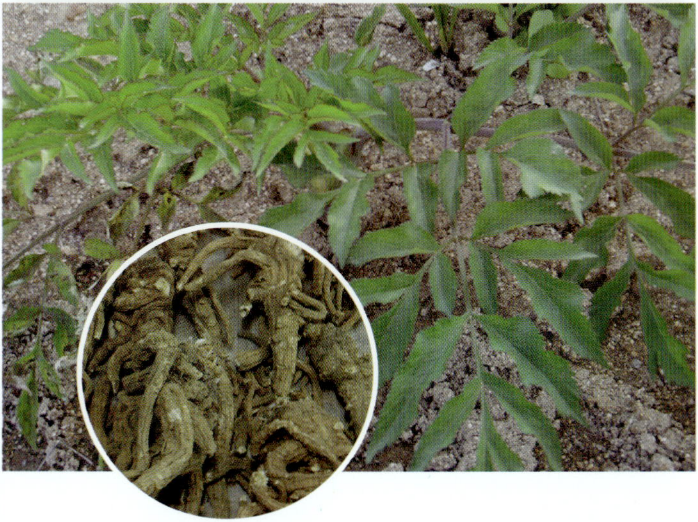

내 몸을 지키는 민간요법 | 195

여뀌 Persicaria hydropiper

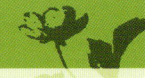

- **한약명** _ 수료水蓼, 요실蓼實
- **다른 이름** _ 모료, 아료, 구반통, 해각초
- **약 효** _ 혈압강하 작용

이용부위 _ 잎, 열매, 뿌리 개화시기 _ 6~9월 흰색, 분홍색
채취시기 _ 봄잎, 가을열매, 꽃이 필 때뿌리 분포지역 _ 냇가나 습기 많은 곳

▶ 채취와 보관법
一. 봄에 잎, 가을에 열매, 꽃이 필 때 뿌리를 채취하여 그늘에 말려서 쓴다.

▶ 식용 및 약용법
一. 봄에 어린순을 뜯어 끓는 물에 살짝 데쳐서 나물로 무쳐 먹는다.
一. 봄에 잎, 가을에 열매, 꽃이 필 때 뿌리를 채취하여 항아리에 넣고 설탕이나 시럽을 부어 100일 정도 발효를 시킨 후에 효소 1에 찬물 5를 희석해서 먹는다.

▶ 민간요법
一. 급성위염에는 봄에 여뀌 20g을 채취하여 물에 달여서 하루에 3번 마신다.
一. 십이장궤양에는 봄에 여뀌 15g을 채취하여 물에 달여서 마신다.
一. 자궁출혈에는 잎을 달여 먹거나 짓찧어 즙을 먹는다.
一. 부종에는 열매를 물에 달여 하루에 3번 공복에 복용한다.
一. 신장병에는 꽃과 전체를 물에 달여 하루에 3번 공복에 복용한다.

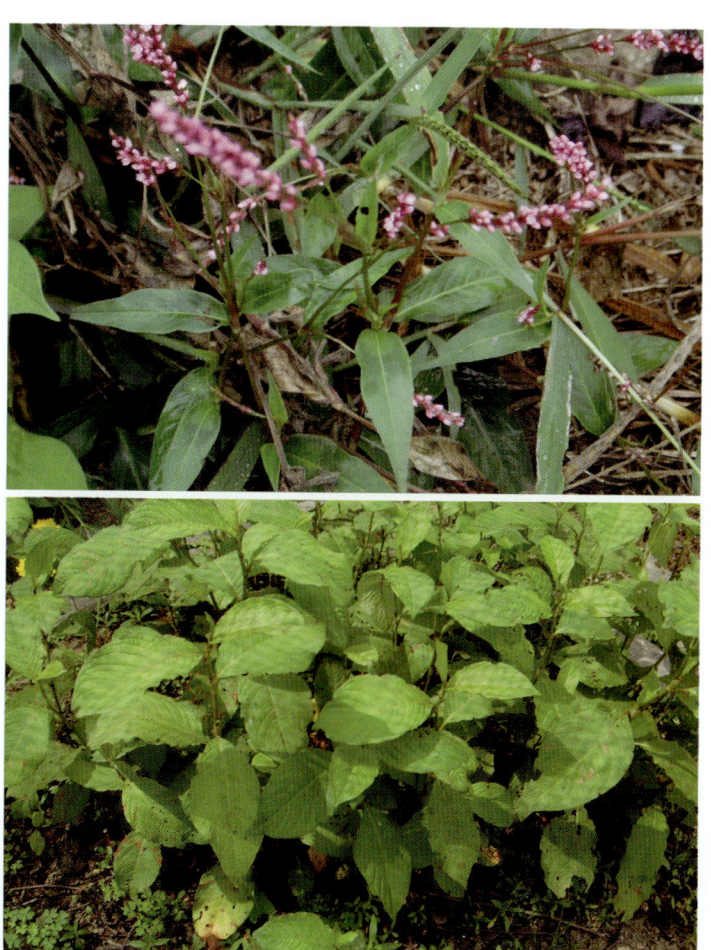

내 몸을 지키는 민간요법 | 197

당귀 Radix angelicae gigasis

- **한약명** _ 당귀當歸
- **다른 이름** _ 왜당귀, 일당귀, 화당귀, 동당귀
- **약 효** _ 항염, 진통, 황산화 작용

이용부위 _ 잎, 뿌리　　　　개화시기 _ 8월보라색

채취시기 _ 봄~여름잎, 가을뿌리　　분포지역 _ 전국의 산야 깊은 곳

▶ 채취와 보관법
一. 봄부터 여름까지 잎, 가을에 뿌리를 캐서 줄기와 잔뿌리를 잘라버리고 물에 깨끗이 씻은 다음 햇볕에 말려서 쓴다.
一. 줄기가 생긴 당귀 뿌리는 약으로 쓰지 않는다.
一. 뇌두를 잘라버리고 잘게 썰어 쓴다.

▶ 식용 및 약용법
一. 봄에 어린순을 뜯어 끓는 물에 살짝 데쳐서 나물로 무쳐 먹거나 쌈으로 먹는다. 줄기를 껌처럼 씹으면서 향과 함께 먹었다. 뿌리를 말려서 가루 내어 다식을 만들어 먹는다.

▶ 민간요법
一. 지혈을 목적으로 할 때는 검게 되도록 태워서 쓴다. 〈방약합편〉
一. 냉증에는 뿌리 10g에 물 3홉을 붓고 물이 절반이 될 때까지 약한 불로 끓여서 하루에 3번 나누어 마신다. 혈액순환 장애로 몸이 냉한 사람에게 응용된다.

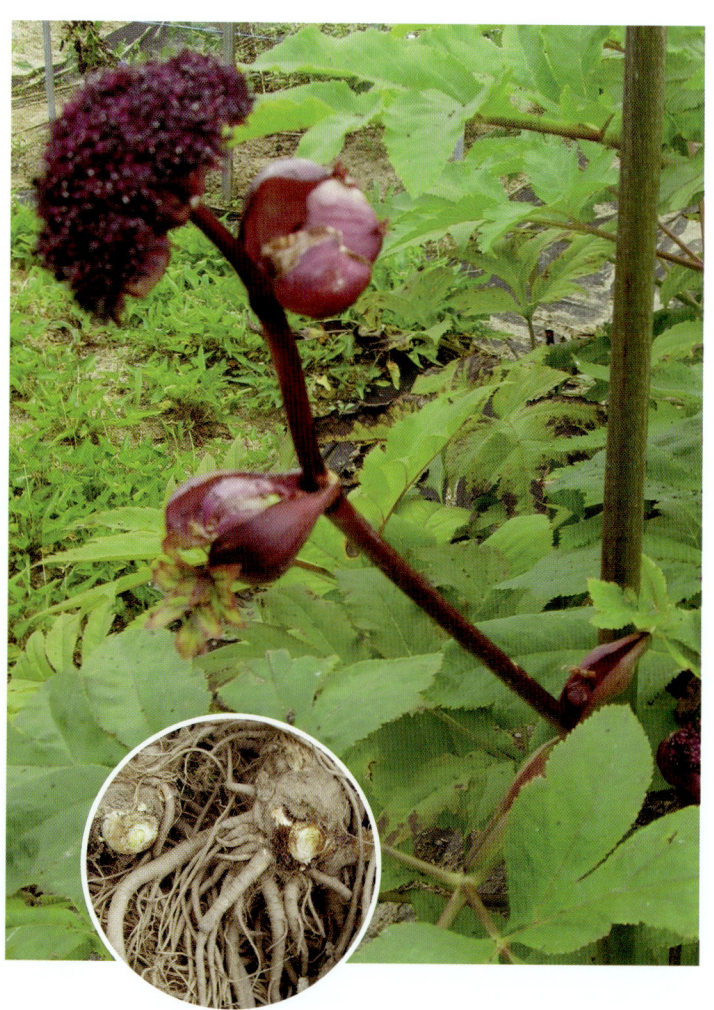

양귀비 Papaver somniferum

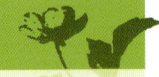

- **한약명** _ 아편阿片, 앵속각罌粟殼, 앵속罌粟
- **다른 이름** _ 앵속화, 여춘화, 미낭화, 금피화
- **약 효** _ 항경련 작용

이용부위 _ 열매, 종자
채취시기 _ 7~8월
개화시기 _ 5~6월 흰색, 붉은색, 자주색, 노란색, 주황색 등
분포지역 _ 남해 섬 지방, 밭

▶ 채취와 보관법
一. 열매가 완전히 성숙하기 전에 칼로 상처를 내어 유액을, 가을에 열매와 종자를 채취하여 그늘에 말려서 쓴다.

▶ 민간요법
一. 중국의 당나라 현종이 양귀비의 아름다움과 미색에 빠져 사랑을 불태웠다. 양귀비를 복용하면 불안과 고통이 사라지고 행복감을 준다는 매혹적인 측면만을 강조한 독일 베를린 독극물 연구가인 루이스 레빈Louis Lewin은 1920년대에 양귀비를 아편, 모르핀, 헤로인이라 하여 영혼의 안정제로 불렀다.

一. 속명의 Papaver는 옛 라틴명으로 'papa죽'라는 뜻으로 양귀비의 유액乳液에 최면제가 들어 있어 죽에 섞어서 아기를 잠재웠다는 데서 유래되었다고 한다.

一. 복통에는 종자를 채취하여 물에 달여서 하루에 3번 공복에 복용한다.

一. 배탈을 동반한 설사나 이질에는 양귀비 열매의 껍데기를 물에 달여 하루에 3번 공복에 복용한다.

一. 해수에는 익지 않은 열매에 상처를 내서 나오는 유액을 먹는다.

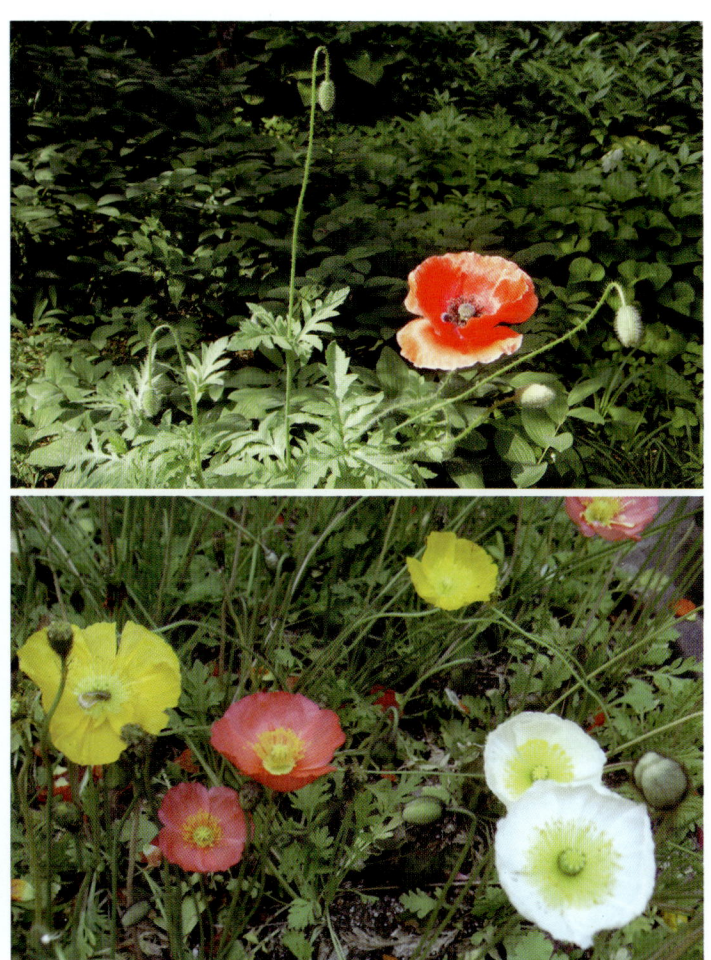

내 몸을 지키는 민간요법 | 201

현호색 Corydailis turtschaninovii

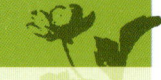

- **한약명** _ 현호색玄胡索   • **다른 이름** _ 원호색元胡索, 연호색延胡索
- **약 효** _ 진통. 최면, 진정 작용

이용부위 _ 덩이줄기   개화시기 _ 4~5월 연한 보라색, 연한 분홍색
채취시기 _ 봄 또는 가을~겨울   분포지역 _ 전국의 산과 들

▶ 채취와 보관법
一. 가을부터 겨울까지 덩이줄기를 채취하여 외피를 벗긴 다음 끓은 물 속에 넣고 속의 흰색이 없어지고 노랗게 될 때까지 삶아 그늘에 말려서 쓴다.

▶ 식용 및 약용법
一. 봄에 덩이줄기를 채취하여 항아리에 넣고 설탕이나 시럽을 부어 100일 정도 발효를 시킨 후에 효소 1에 찬물 5를 희석해서 먹는다.

▶ 민간요법
一. 산모의 산중疝症에는 현호색 뿌리를 캐서 물로 씻고 10분 정도 찐 후 물에 달여서 하루 2번 아침 저녁으로 공복에 복용한다.
一. 월경불순에는 뿌리를 물에 달여 하루에 3번 공복에 복용한다.
一. 심복통에는 생뿌리를 짓찧어 즙을 짜서 한 스푼 먹는다.

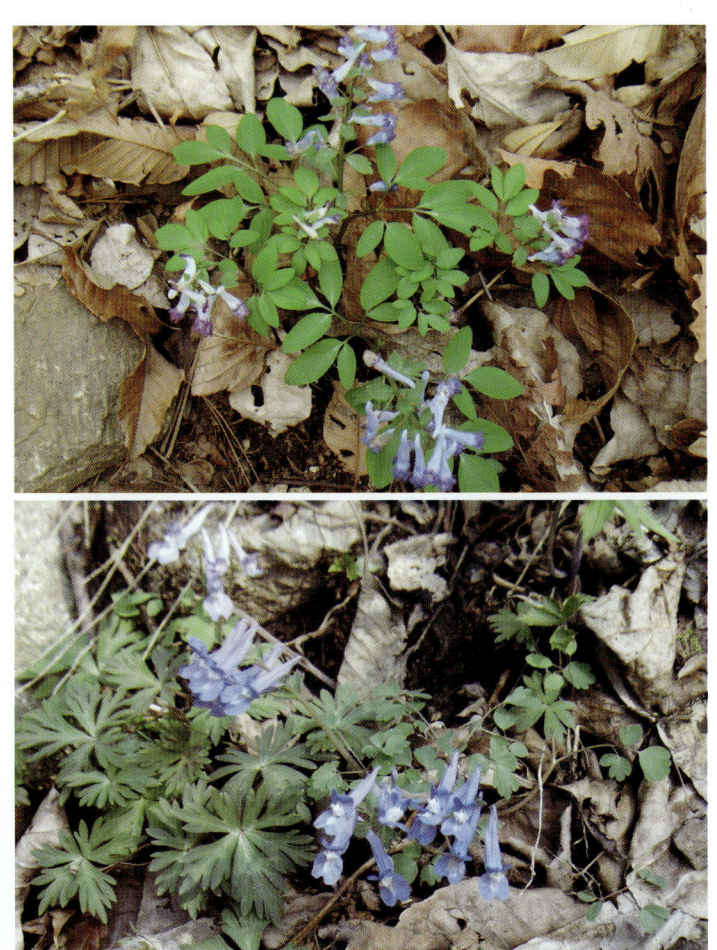

닭의장풀 Commelina communis

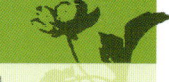

- **한약명** _ 압척초 •**다른 이름** _ 벽죽자, 벽죽초, 닭의밑씻개, 달개비
- **약 효** _ 이담, 혈당강하 작용

이용부위 _ 전초
채취시기 _ 봄꽃이 피기 전
개화시기 _ 7~8월 하늘색
분포지역 _ 길가나 냇가의 습기 있는 곳

▶ 채취와 보관법
一. 봄에 꽃이 피기 전에 전초를 채취하여 그늘에 말려서 쓴다.

▶ 식용 및 약용법
一. 봄에 전초를 채취하여 끓는 물에 살짝 데쳐 나물로 먹거나 여름에 꽃을 따서 말려 차茶로 먹는다.

一. 봄부터 여름까지 닭은장풀을 통째로 채취하여 항아리에 넣고 설탕이나 시럽을 부어 100일 정도 발효를 시킨 후에 효소 1에 찬물 5를 희석해서 먹는다.

▶ 민간요법
一. 당뇨병에는 닭의장풀 전체를 꽃이 필 무렵에 채취하여 잘게 썰어 물에 넣고 끓인다. 이것을 차茶대용으로 수시로 복용한다. 특히 장복하면 효과가 뛰어나다.

一. 구내염에는 닭의장풀을 채취하여 짓찧어 즙을 내서 입 안에서 가글을 한 후 복용하거나 뱉는다.

一. 타박상 · 종기에는 전초를 뜯어 짓찧어 환처에 바른다.

一. 이질 · 토혈에는 전초를 뜯어 짓찧어 즙을 먹는다.

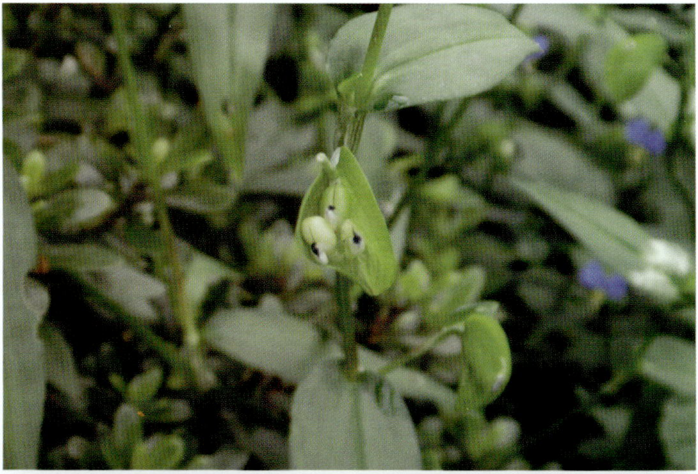

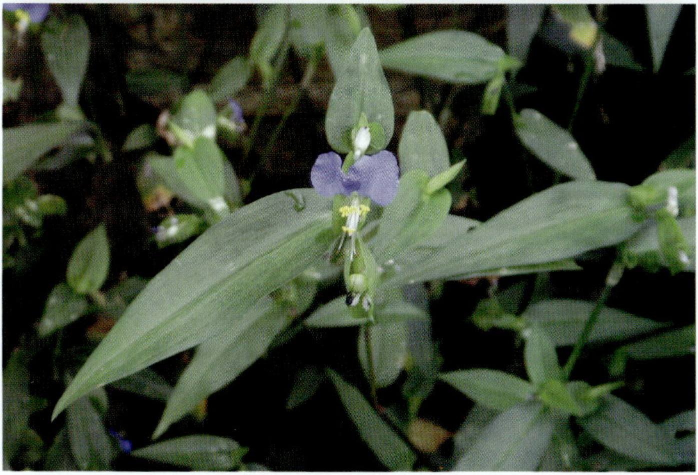

내 몸을 지키는 민간요법

박 Lagenaria leucantha

- **한약명** _ 호로葫蘆, 호로자葫蘆子
- **약 효** _ 혈당강하, 해독 작용
- **다른 이름** _ 표주박, 박덩굴

이용부위 _ 열매, 종자
채취시기 _ 9~10월
개화시기 _ 7~9월 흰색
분포지역 _ 전국에서 재배, 울타리

▶ 채취와 보관법
一. 가을에 열매나 종자만을 채취, 햇볕에 말려서 쓴다.

▶ 민간요법
一. 박은 맛이 달고 성질은 평하며 독성이 없고, 크게는 요도를 이롭게 하고, 소갈을 다스리고, 심장의 열을 제거하고, 심폐를 윤활하게 하고, 복통을 없애준다. 〈동의보감〉
一. 여성 하복부 통증에는 박을 삶은 물로 환부를 씻는다.
一. 화중에는 박의 껍질에 댓잎을 배합하여 차茶로 먹는다.
一. 주근깨·기미에 생박을 짓찧어 즙을 내서 바른다.
一. 잦은 기침에는 생박에 감초를 넣고 물에 달여 먹는다.
一. 치아동통에는 생박을 으깨어 즙으로 양치질을 한다.
一. 백일해·잦은 기침에는 박의 껍질에 감초를 넣고 물에 달여 하루에 3번 공복에 복용한다.
一. 주근깨에는 생박을 잘게 썰어 짓찧어 즙을 내서 장기간 바르거나 복숭아 꽃을 같은 양으로 섞어 꿀로 반죽해 바른다.

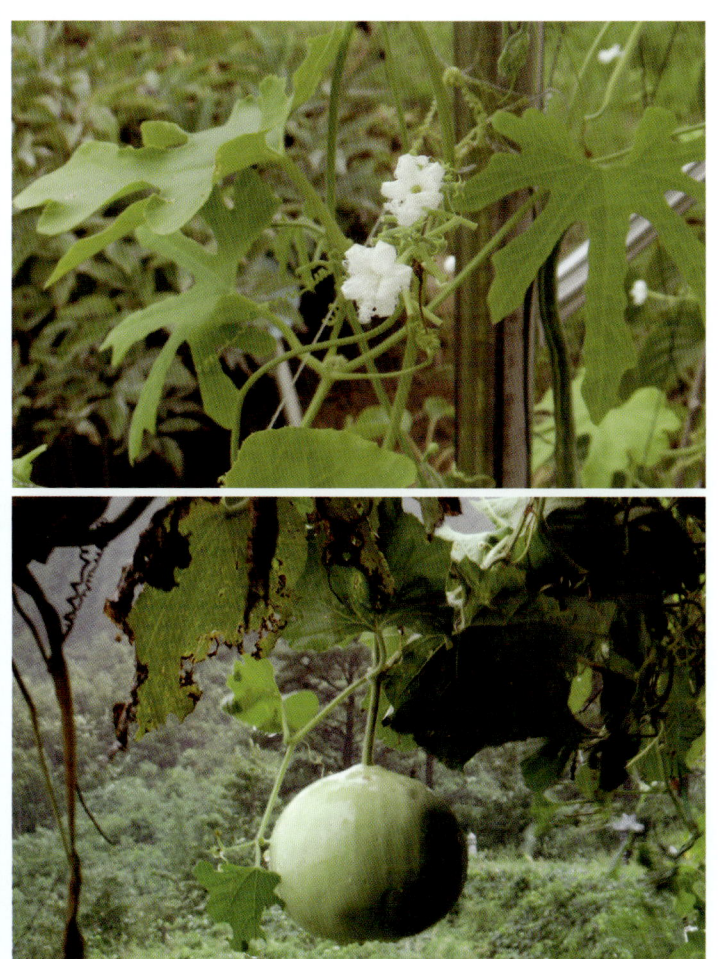

매발톱꽃 Aquilegia buergeriana

- 한약명 _ 누두채漏斗菜 • 다른 이름 _ 소벽, 누누채 /
- 약 효 _ 진통 작용

이용부위 _ 전초   개화시기 _ 6~7월 자주색
채취시기 _ 봄꽃이 피기 전   분포지역 _ 햇볕이 잘 드는 숲이나 공원이나 꽃밭

▶ 채취와 보관법
一. 꽃이 피기 전에 전초를 채취하여 그늘에 말려서 쓴다.

▶ 식용 및 약용법
一. 봄에 새순을 따서 하룻밤 소금물에 담가 독을 제거한 후에 끓는 물에 살짝 데쳐서 나물로 무쳐 먹는다.
一. 꽃이 피기 전에 전초를 채취해서 짧게 썬 후 하룻밤 소금물에 담가 독을 제거한 후에 항아리에 넣고 설탕이나 시럽을 부어 100일 정도 발효를 시킨 후에 효소 1에 찬물 5를 희석해서 먹는다.

▶ 민간요법
一. 월경불순·부인병에는 전초를 물에 달여 하루에 3번 공복에 복용한다.
一. 통경에는 전초를 진하게 달인 후, 고약으로 만들어 미지근한 물에 타서 먹는다.
一. 황달에는 뿌리껍질을 물에 달여서 하루에 3번 공복에 복용한다.

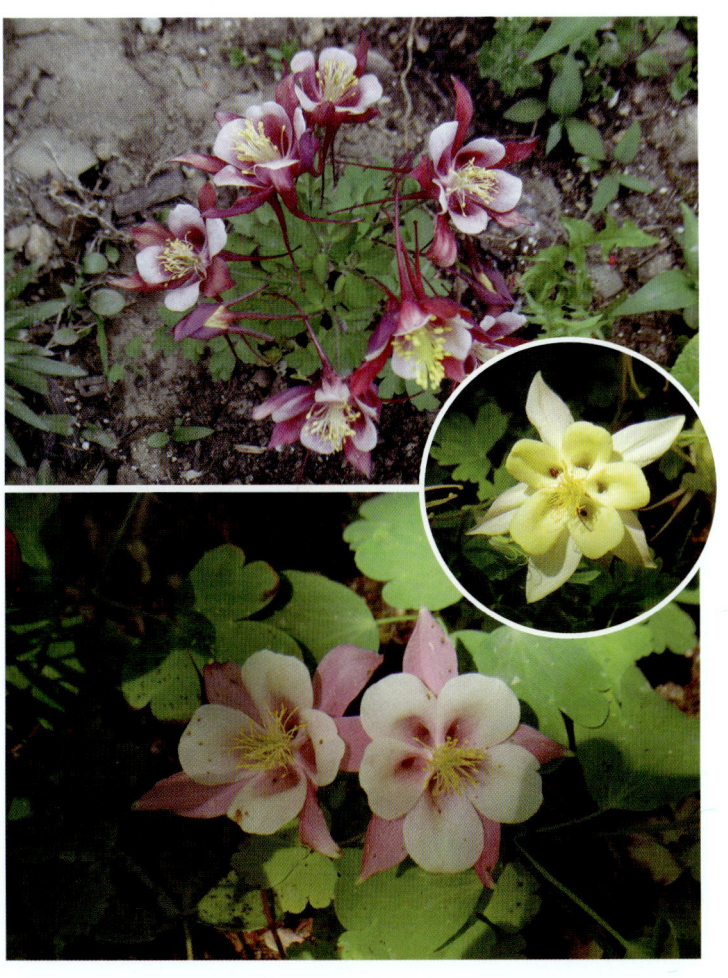

내 몸을 지키는 민간요법 | 209

조릿대 Sasa borealis

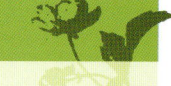

- **한약명** _ 죽엽竹葉 · **다른 이름** _ 산죽, 죽실, 죽미, 야맥
- **약 효** _ 이뇨 작용

이용부위 _ 죽순, 잎, 뿌리줄기   개화시기 _ 4월 자주색
채취시기 _ 5~6월 죽순, 연중 잎, 뿌리줄기   분포지역 _ 전국 산중턱 군락

▶ 채취와 보관법
一. 봄에 죽순, 수시로 잎과 뿌리줄기를 채취하여 말려서 쓴다.

▶ 식용 및 약용법
一. 죽순은 7~10월이 지나면 대나무처럼 딱딱해 먹을 수 없으므로 그 전에 부드러울 때 채취하여 껍질을 벗겨내고 끓는 물에 속만을 데쳐서 초고추장에 찍어 먹는다.
一. 열매에 함유된 녹말을 추출해 떡, 죽을 만들어 먹는다.
一. 죽순밥, 죽순탕, 죽순정, 죽순회, 죽순냉채, 죽순장아찌로 먹는다.

▶ 민간요법
一. 조릿대는 달고 약간 찬 성질을 가지고 있기 때문에 빈혈과 갈증을 없애 주고, 체액이 원활히 순환되도록 하고 기운을 복돋아 준다. 〈동의보감〉
一. 잦은 유산을 할 때에는 연한 죽순을 차茶로 먹는다.
一. 열병으로 인한 번갈에는 말린 죽엽을 물에 달여 차茶로 먹는다.
一. 기천담해氣喘痰咳에는 뿌리, 줄기를 물에 달여 하루에 3번 공복에 복용한다.

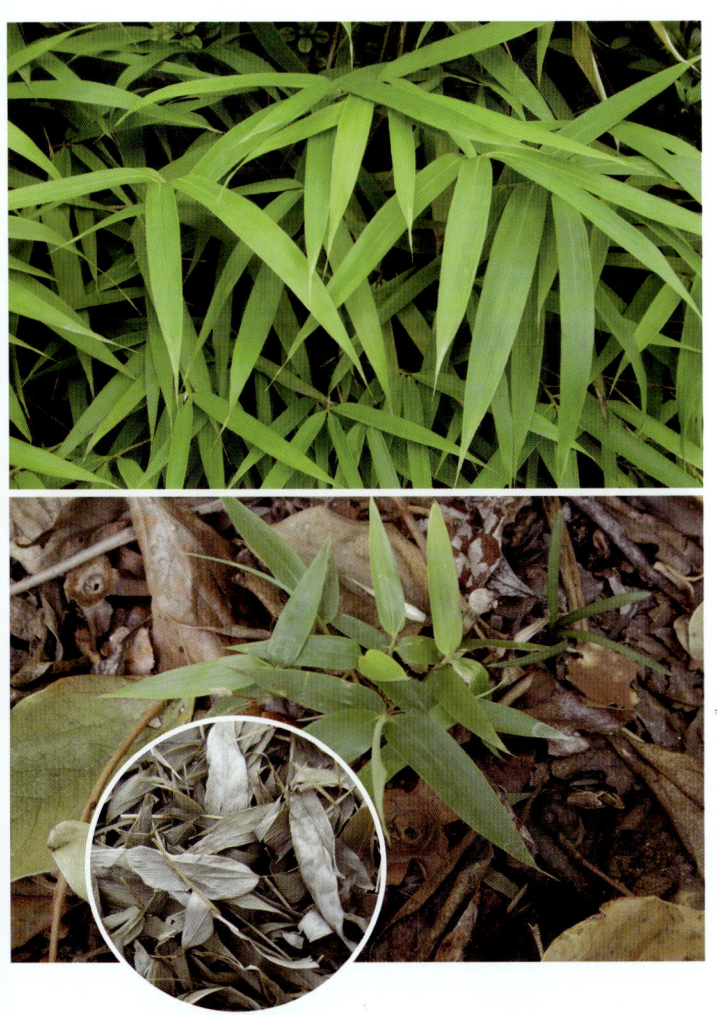

닥나무 Broussonetia kazinoki

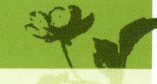

- 한약명 _ 구피마構皮麻 • 다른 이름 _ 딱나무
- 약 효 _ 이뇨 작용

이용부위 _ 잎, 뿌리껍질   개화시기 _ 5~6월 붉은색
채취시기 _ 6~7월   분포지역 _ 전국의 양지바른 산기슭 및 밭둑

▶ 채취와 보관법
一. 봄에 잎, 수시로 뿌리줄기를 채취하여 말려서 쓴다.

▶ 식용 및 약용법
一. 봄에 어린잎을 채취하여 끓는 물에 살짝 데쳐서 나물로 무쳐 먹는다.
一. 봄에 어린잎을 채취하여 항아리에 넣고 설탕이나 시럽을 부어 100일 정도 발효를 시킨 후에 효소 1에 찬물 5를 희석해서 먹는다.

▶ 민간요법
一. 피부염에는 잎을 채취하여 짓찧어 환처에 바른다.
一. 타박상에는 뿌리껍질을 짓찧어 즙을 환처에 바른다.
一. 부종에는 뿌리의 껍질을 물에 달여 하루에 3번 공복에 복용한다.
一. 중풍에는 열매를 채취하여 물에 달여서 하루에 3번 공복에 복용한다.
一. 류머티즘에 의한 비통鼻痛에는 뿌리를 달여낸 물로 목욕을 한다.

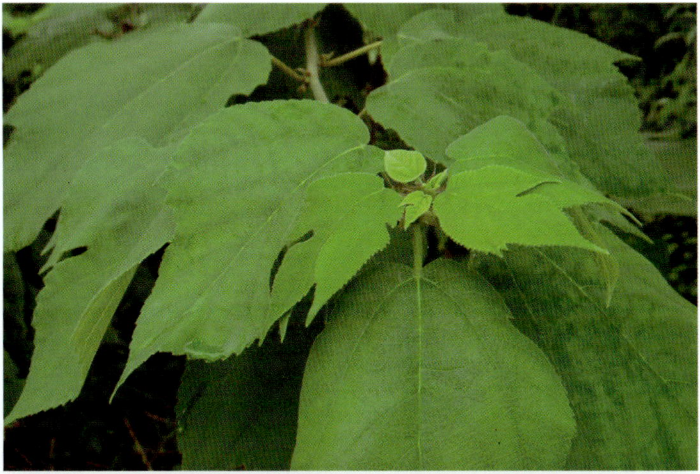

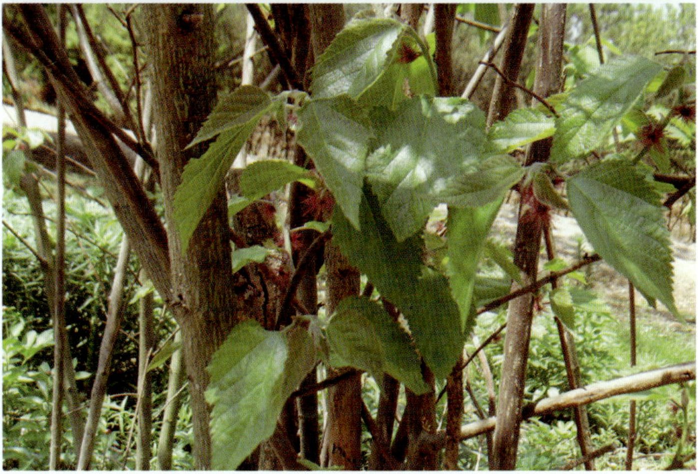

때죽나무 Styrax Japonica

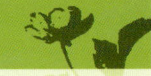

- **한약명** _ 매마등賈麻藤
- **다른 이름** _ 노각나무, 족나무, 족낭, 때독나무
- **약 효** _ 항염, 진통 작용

이용부위 _ 꽃
채취시기 _ 5~6월
개화시기 _ 5~6월 흰색
분포지역 _ 중부 이남 햇볕이 잘 드는 산

▶ 채취와 보관법
一. 봄에 꽃을 채취하여 말려서 쓴다.

▶ 식용 및 약용법
一. 봄에 꽃을 따서 말려서 차로 먹는다.
一. 봄에 꽃을 따서 항아리에 넣고 설탕이나 시럽을 부어 100일 정도 발효를 시킨 후에 효소 1에 찬물 5를 희석해서 먹는다.

▶ 민간요법
一. 어금니 통증에는 꽃이나 열매를 짓찧어 양치질을 한다.
一. 풍습관절염에는 꽃을 따서 탕에 넣고 목욕을 한다.
一. 사지통에는 말린 꽃을 물에 달여서 하루에 3번 공복에 복용한다.

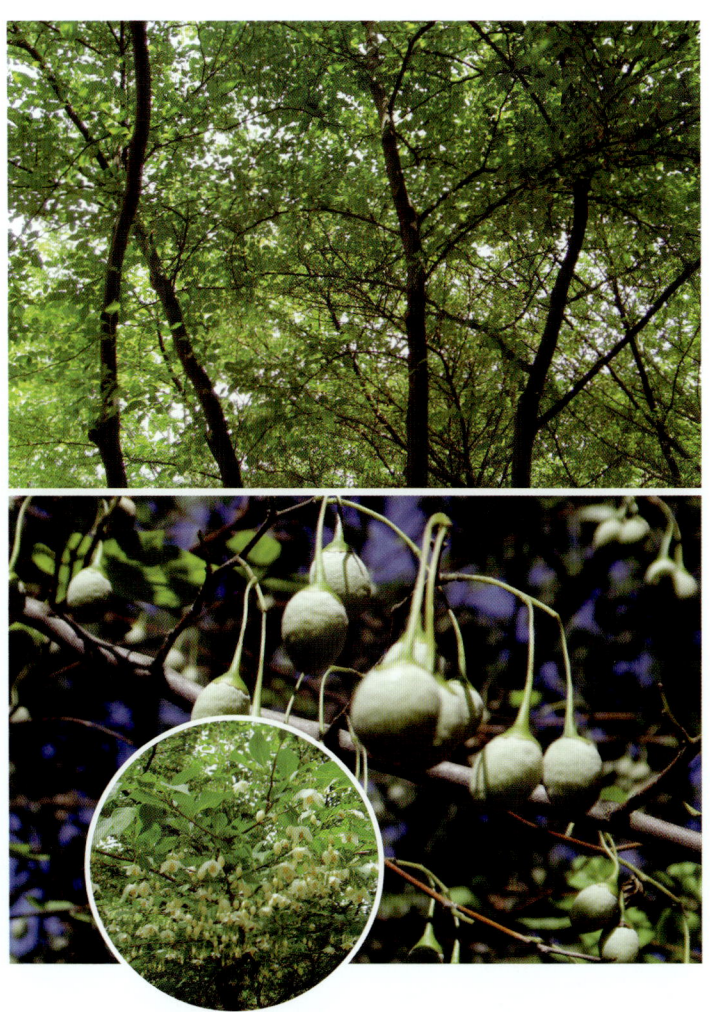

생강나무 Lindera obtusiloba

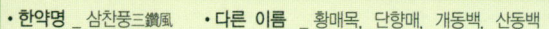

- **한약명** _ 삼찬풍三鑽風   • **다른 이름** _ 황매목, 단향매, 개동백, 산동백
- **약 효** _ 진통 작용

이용부위 _ 잎, 줄기껍질   개화시기 _ 3월 노란색
채취시기 _ 봄~여름잎, 꽃이나 잎이 피기 전줄기   분포지역 _ 전국 숲 속이나 산골짜기

▶ 채취와 보관법
一. 봄에는 새순, 한여름에는 잎을, 가을부터 이듬해 봄에 꽃이 피기 전까지 잔가지를 채취한다.

▶ 식용 및 약용법
一. 봄에 새순을 쌈으로 먹거나 끓은 물에 살짝 데쳐서 나물로 먹거나 어린 새순은 그늘에 말려 차※로 먹는다. 가을에 검게 익은 열매를 따서 음식의 향신료로 쓴다.
一. 봄부터 여름까지 잎을 따서 항아리에 넣고 설탕이나 시럽을 부어 100일 정도 발효를 시킨 후에 효소 1에 찬물 5를 희석해서 먹는다.

▶ 민간요법
一. 어혈종통 · 타박상에 잎을 따서 짓찧어 즙을 바른다.
一. 산후조리에는 잎과 잔가지를 채취하여 물에 달여 하루에 3번 공복에 복용한다.
一. 발목을 삐었을 때에는 가지나 뿌리를 잘게 썰어 물에 달여 먹는다.
一. 위장병에는 어린 가지를 물에 달여 먹는다.

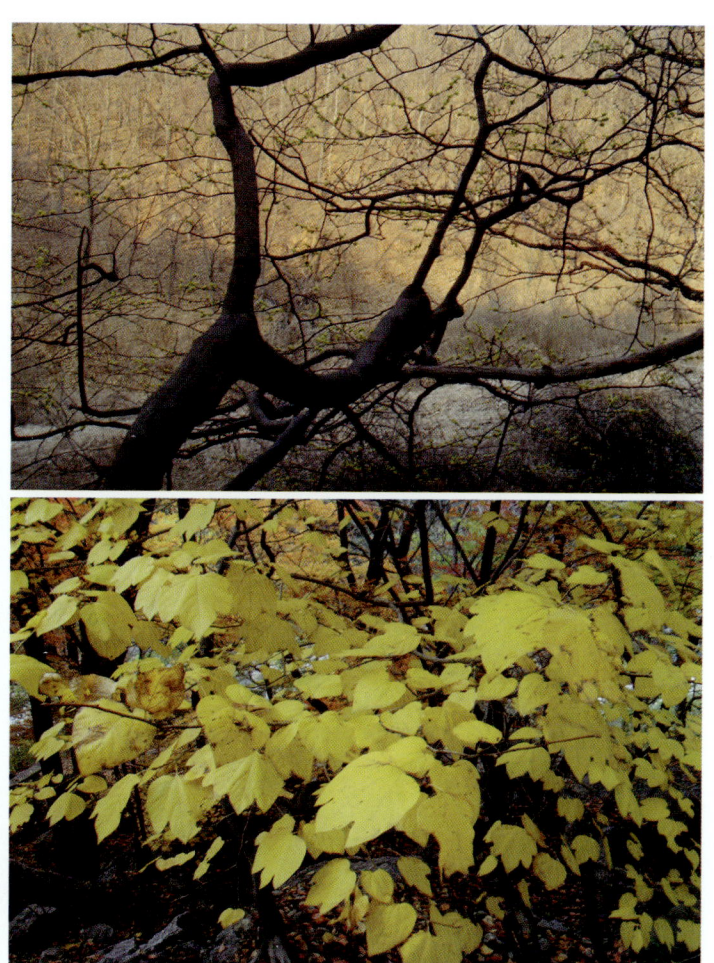

초피나무 Zanthoxylum piperitum

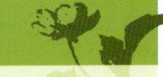

- **한약명** _ 화초花椒 또는 천초川椒
- **다른 이름** _ 제피나무, 조피나무
- **약 효** _ 살충, 해독 작용

| 이용부위 _ 잎, 열매껍질 | 개화시기 _ 5~6월 연한 황록색 |
| 채취시기 _ 봄~여름잎, 9~10월열매 | 분포지역 _ 산기슭 양지바른 곳 |

▶ 채취와 보관법
一. 봄부터 여름까지는 잎을, 가을에는 열매를 채취하여 말려서 쓴다.

▶ 식용 및 약용법
一. 봄부터 여름까지 잎을 따서 양념에 재어 장아찌로 먹거나 가을에 열매를 따서 간장+식초+설탕을 넣고 살짝 데쳐서 먹는다.

一. 봄부터 여름까지 잎을, 가을에 열매를 따서 항아리에 넣고 설탕이나 시럽을 부어 100일 정도 발효를 시킨 후에 효소 1에 찬물 5를 희석해서 먹는다.

▶ 민간요법
一. 소화불량에는 열매를 물에 달여 차茶로 먹는다.
一. 음부소양중에는 잎을 달인 물로 음부를 씻는다.
一. 해어성독解魚腥毒에는 잎을 짓찧어 즙을 내서 먹는다.

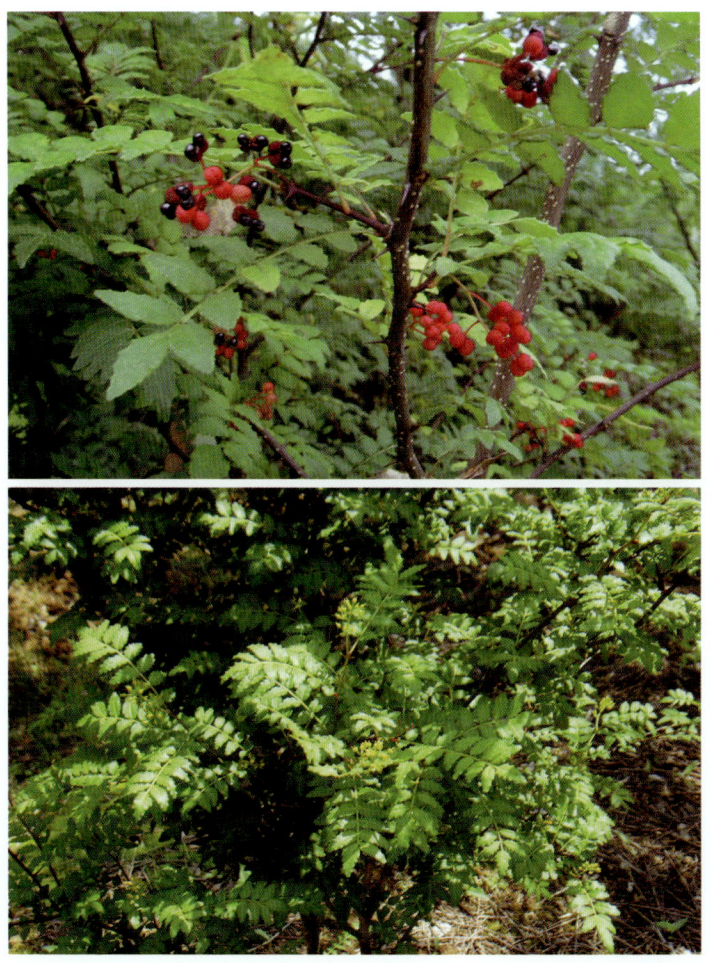

담쟁이덩굴 Parthenocisus tricuspidata

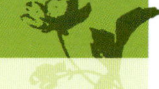

- **한약명** _ 지금地錦   • **다른 이름** _ 토수, 파산호, 우목, 완동
- **약 효** _ 항암 작용

이용부위 _ 잎, 열매, 줄기의 속껍질   개화시기 _ 6~7월 황록색
채취시기 _ 봄잎, 가을열매, 수시줄기의 속껍질
분포지역 _ 전국의 산이나 숲속의 땅, 담벼락

▶ 채취와 보관법
一. 줄기의 겉껍질을 벗겨버린 속껍질, 열매, 뿌리를 채취하여 말려서 쓴다.

▶ 식용 및 약용법
一. 봄에는 잎을, 줄기의 속껍질은 수시로 채취, 잘게 썰어 그늘에 말려 차※로 먹는다.
一. 속껍질과 가을에 까맣게 성숙한 열매를 따서 용기에 넣고 19도 소주를 부어 밀봉하여 3개월 후에 먹거나 항아리에 넣고 설탕이나 시럽을 부어 100일 정도 발효를 시킨 후에 효소 1에 찬물 5를 희석해서 먹는다.

▶ 민간요법
一. 독충에 물렸을 때에는 잎을 짓찧어 환처에 바른다.
一. 관절염·근육통에는 속껍질을 물에 달여 하루에 3번 공복에 복용한다.
一. 풍습·동통이 있을 때에는 잎이나 줄기로 달인 물로 목욕을 한다.
一. 편두통에는 말린 열매를 물에 달여 차※로 먹는다.

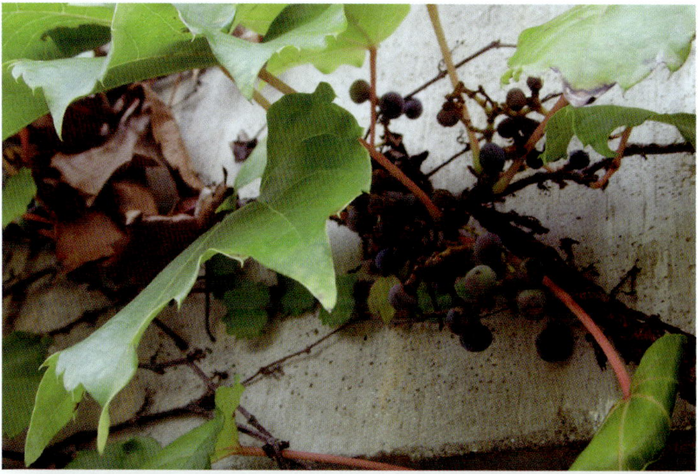

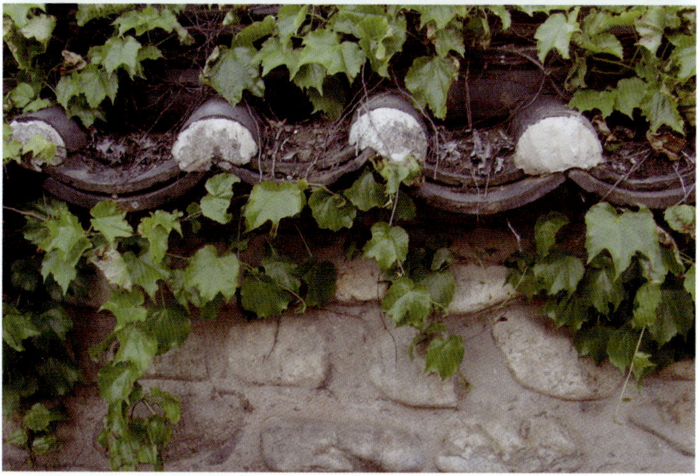

내 몸을 지키는 민간요법

오미자나무 Schizandra chinensis

- **한약명** _ 오미자五味子   · **다른 이름** _ 문합, 현급, 금령자, 홍내소
- **약 효** _ 혈압강하, 항균 작용

이용부위 _ 열매   개화시기 _ 6~7월흰색 또는 붉은빛이 도는 연한 노란색
채취시기 _ 9월과실이 완전히 성숙했을 때
분포지역 _ 산지 경사면남오미자는 남부 지방과 섬, 흑오미자는 제주도

▶ 채취와 보관법
一. 가을에 성숙한 열매를 채취하여 그늘에 말려서 쓴다.

▶ 민간요법
一. 오미자는 폐를 보補하고, 콩팥기능을 돕고, 기침과 가래, 입안 갈증을 멎게 한다.〈동의보감〉

一. 오미자는 허로와 몸을 보호하고 눈을 맑게 하며 신장을 데워 준다. 음陰을 강하게 하고 남성의 정을 늘린다.〈본초비요〉

一. 보약으로 쓸 때에는 익힌 것을 쓰고, 기침약으로 쓸 때에는 날 것으로 쓴다.〈향약집성방〉

一. 해수·천식에는 오미자 열매와 탱자나무 열매를 끓여, 식사 전에 하루 3번 복용한다. 오미자는 신맛이 있어 수렴성이 강하여 기침을 멎게 하고 기관지를 보호하여 준다.

一. 고혈압·당뇨병에는 씨를 제거한 열매를 물에 달여 하루에 3번 공복에 복용한다.

一. 인후염에는 오미자를 물에 우려 차茶로 마신다.

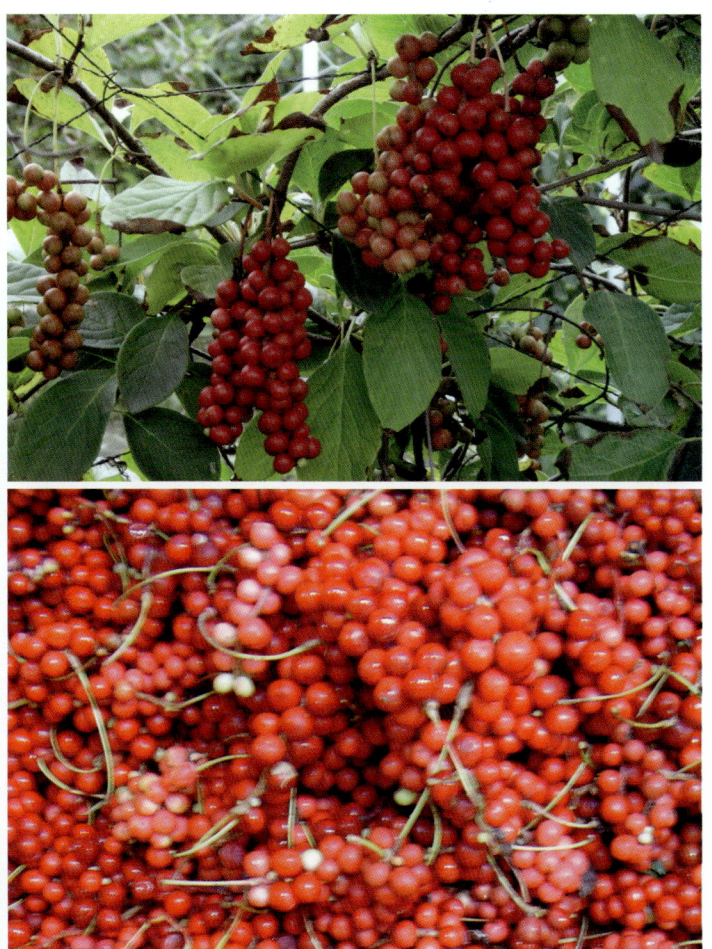

가래나무 Juglans mandshurica

- **한약명** _ 핵도추고核桃楸果, 핵도추피核桃楸皮
- **약 효** _ 해독 작용
- **다른 이름** _ 산추자나무

이용부위 _ 열매, 줄기껍질
채취시기 _ 9~10월
개화시기 _ 4~5월 수꽃은 녹색, 암꽃은 붉은색
분포지역 _ 햇볕이 잘 드는 산기슭

▶ 채취와 보관법
一. 가을에 열매나 줄기껍질을 채취하여 말려서 쓴다.

▶ 식용 및 약용법
一. 미숙한 열매를 따서 짓찧어서 용기에 넣고 19도 소주를 부어 밀봉하여 3개월 후에 먹거나 항아리에 넣고 설탕이나 시럽을 부어 100일 정도 발효를 시킨 후에 효소 1에 찬물 5를 희석해서 먹는다.

▶ 민간요법
一. 위염・십이지장궤양에는 열매를 짓찧어 즙을 내서 먹는다.
一. 무좀에는 가래나무 가지를 물로 달여서 식힌 후 발을 담근다.
一. 급성장염에는 가래나무의 잎 15g + 가지 15g을 채취하여 적당한 크기로 잘라 물로 달여서 하루 3번 공복에 복용한다.
一. 백대하에는 줄기껍질을 물에 달여 먹거나 달인 물로 음부를 씻는다.
一. 눈병・적목赤目에는 줄기껍질을 달인 물로 씻는다.

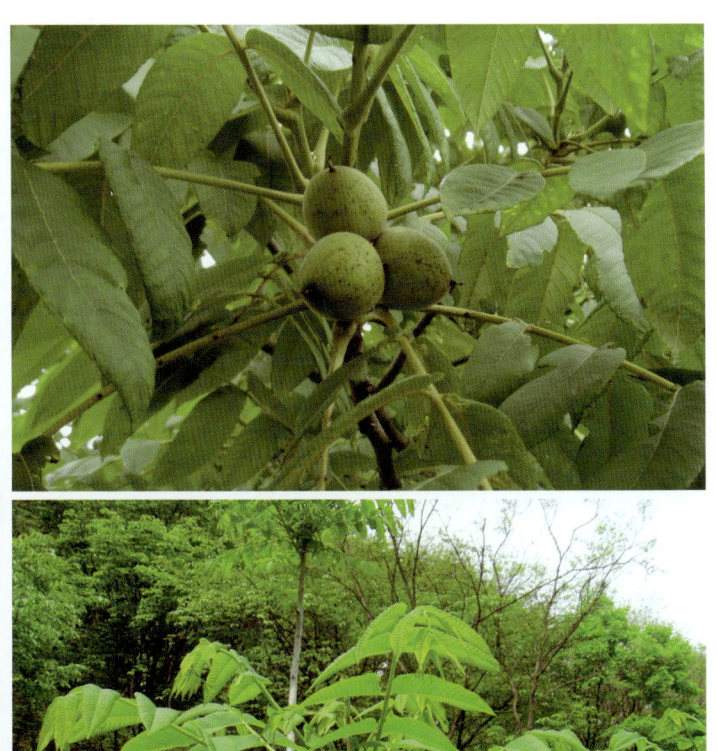

느티나무 _Zelkova serrata_

- **한약명** _ 괴목槐木
- **다른 이름** _ 규목, 정자나무, 들매나무, 귀목
- **약 효** _ 혈압강하, 해독 작용

이용부위 _ 잎, 열매, 뿌리   개화시기 _ 5월 연한 노란색
채취시기 _ 봄잎, 가을열매, 수시뿌리   분포지역 _ 공원이나 마을 입구

▶ 채취와 보관법
一. 봄에는 잎을, 가을에는 열매를, 수시로 뿌리를 채취하여 말려서 쓴다.

▶ 식용 및 약용법
一. 봄에는 어린잎을 채취하여 나물로 무쳐 먹는다. 쌀가루, 밀가루, 메밀가루 등을 혼합하여 전이나 떡을 만들어 먹는다.
一. 느티나무 어린잎에 쌀가루, 밀가루, 메밀가루 등을 혼합하여 만든 전을 유엽병이라고 하는데, 4월 8일 불진일佛辰日에 반찬으로 먹는다.

▶ 민간요법
一. 치질 · 자궁의 출혈 · 코피에는 꽃이나 열매를 물에 달여 먹는다.
一. 가려움증에는 꽃이나 잎을 짓찧어 환처에 바른다.
一. 고혈압에는 꽃을 물에 달여 하루에 3번 공복에 복용한다.
一. 복통에는 느티나무 잎을 따서 그늘에 말려 가루내어 물에 타서 먹는다.
一. 간염에는 느티나무 뿌리 4g을 물로 끓여서 하루에 3번 장복한다.
一. 눈병에는 열매를 따서 차茶로 먹는다.
一. 목이 쉬어서 목소리가 나오지 않을 때에는 열매를 불에 쬐어서 말려 먹는다.

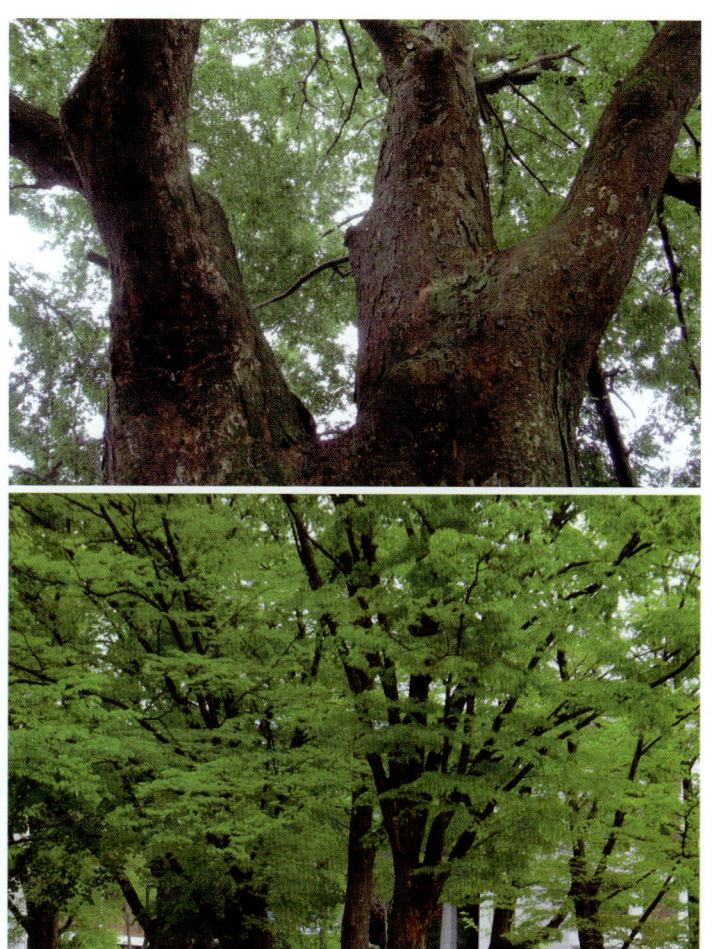

내 몸을 지키는 민간요법 | 227

자귀나무 Albizzia julibrissin

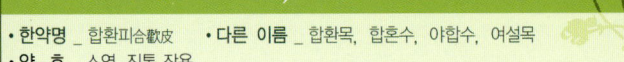

- **한약명** _ 합환피合歡皮
- **다른 이름** _ 합환목, 합혼수, 야합수, 여설목
- **약 효** _ 소염, 진통 작용

이용부위 _ 꽃, 줄기껍질
개화시기 _ 6~7월 연분홍색
채취시기 _ 봄꽃, 수시 줄기껍질
분포지역 _ 시골마을 어귀, 공원

▶ 채취와 보관법
一. 봄에 꽃을, 수시로 줄기껍질을 채취하여 말려서 쓴다.

▶ 식용 및 약용법
一. 봄에 꽃이나 잎을 따서 차茶로 먹거나 줄기껍질을 채취하여 햇볕에 말려 가루내어 찹쌀과 배합하여 환으로 만들어 먹는다.

▶ 민간요법
一. 합환피는 성질이 평하고 맛은 달며 독이 없다. 오장을 편하게 하고 정신을 안정시키며 근심을 없애고 마음을 즐겁게 한다. 〈동의보감〉
一. 신경성 질환에는 자귀나무 꽃 10g을 따서 물에 달여 잠들기 전에 복용하거나 줄기껍질 20g을 물에 달여 하루에 3번 공복에 복용한다.
一. 불면증 · 우울증에는 꽃을 채취하여 물에 달여 하루에 3번 공복에 복용한다.
一. 어혈 · 타박상에는 줄기를 달인 물을 마시고 환처에 바른다.
一. 옹종 · 나력결핵 목 랩프샘염에는 줄기껍질을 짓찧어 즙을 환처에 붙인다.

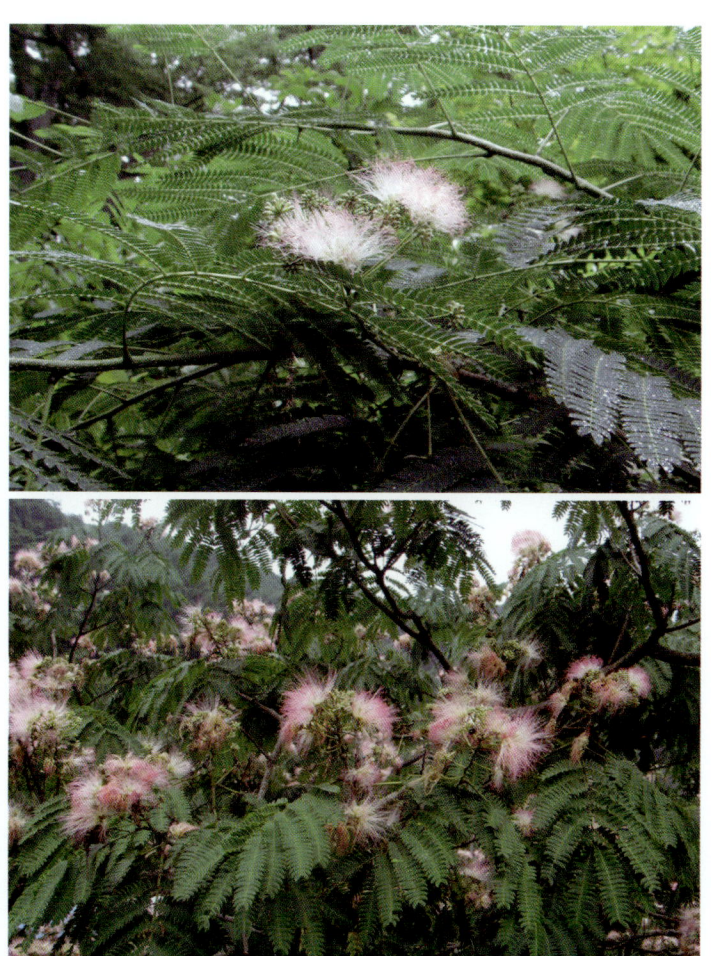

엄나무 Kalopanax picyus

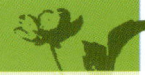

- **한약명** _ 해동피海桐皮, 해동수근海桐樹根
- **다른 이름** _ 음나무, 해동수근, 엄목, 자추목
- **약 효** _ 중추신경을 진정시키는 작용, 살균, 진통 작용

이용부위 _ 잎, 줄기, 뿌리   개화시기 _ 7~8월 누르스름한 녹색
채취시기 _ 봄새순, 봄~겨울줄기, 겨울뿌리   분포지역 _ 산이나 집 근처

▶ 채취와 보관법
一. 줄기의 겉껍질과 하얀 속껍질을 채취하여 그늘에 말려서 쓴다. 줄기 전체, 뿌리를 써도 된다.

▶ 식용 및 약용법
一. 봄에는 새순을 뜯어 끓는 물에 살짝 데쳐서 나물로 무쳐 먹거나 초고추장에 찍어 먹는다. 가시가 있는 나뭇가지는 닭과 함께 가마솥에 넣고 푹 삶아서 보양식으로 먹고, 말린 새순을 차※로 먹는다.

▶ 민간요법
一. 신경통에는 닭의 내장을 빼내 버리고 그 속에 엄나무를 넣고 푹 고아서 그 물을 먹는다.
一. 타박상·요통에는 엄나무의 가지에 상처를 내어 진을 받아 한 스푼 정도를 먹는다. 엄나무껍질은 구하기 쉬우나 진은 얻기 어렵다.
一. 골절상에는 엄나무의 껍질로 골절상 부위를 감싸 준다. 엄나무는 골절에 도움을 주고 진통 작용이 있다.
一. 근육통·관절염에는 엄나무 달인 물로 목욕을 한다.

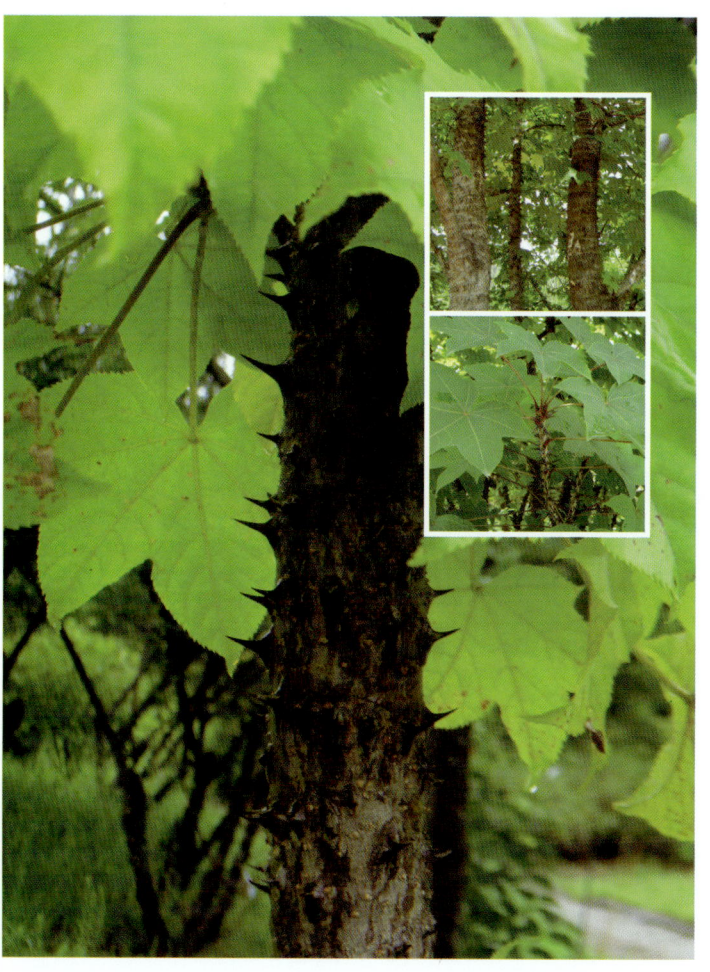

내 몸을 지키는 민간요법

고로쇠나무 Acer mono

- **한약명** _ 지금축   • **다른 이름** _ 우산고로쇠, 왕고로쇠, 고로실나무
- **약 효** _ 헬리코박터균 억제, 항균 작용

이용부위 _ 수액, 줄기껍질   개화시기 _ 4~5월 누르스름한 녹색
채취시기 _ 우수경칩 시 (2월 18~3월 5일, 수액, 수시 줄기껍질)
분포지역 _ 전국 깊은 산

▶ 채취와 보관법
一. 수액은 우수~경칩 사이에, 줄기껍질은 수시로 채취하여 말려서 쓴다.

▶ 식용 및 약용법
一. 수액을 받을 때는 우수~경칩 사이에 새싹이 나기 전 줄기에 구멍을 내 호스를 꽂아 통에 받아 물처럼 먹는다.
一. 속껍질과 가을에 까맣게 성숙한 열매를 따서 용기에 넣고 19도 소주를 부어 밀봉하여 3개월 후에 먹거나 항아리에 넣고 설탕이나 시럽을 부어 100일 정도 발효를 시킨 후에 효소 1에 찬물 5를 희석해서 먹는다.

▶ 민간요법
一. 위장병에는 고로쇠나무 수액을 수시로 마신다.
一. 설사에는 잎을 물에 달여 마신다.
一. 타박상에는 줄기껍질을 달인 물로 목욕을 한다.
一. 골절 · 풍습골통에는 줄기껍질을 물에 달여 먹는다.

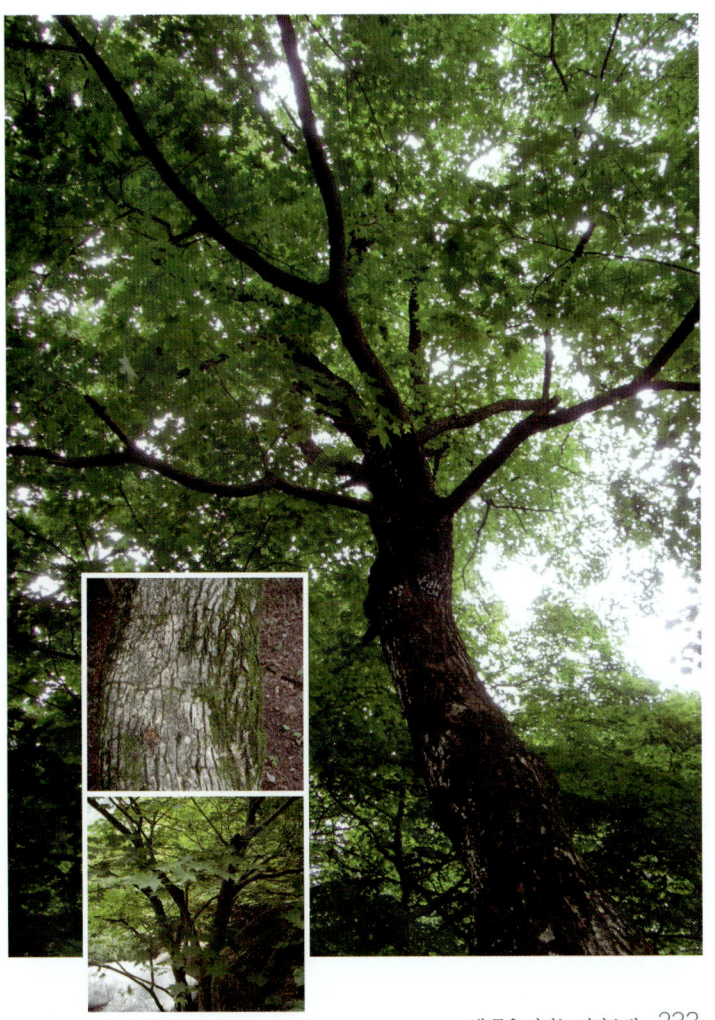

탱자나무 Poncirus trifoliata

- **한약명** _ 지실枳實, 구귤엽枸橘葉
- **약 효** _ 암 세포의 성장 억제 작용
- **다른 이름** _ 탱자, 지귤, 지수, 동사자

이용부위 _ 잎, 열매	개화시기 _ 4~5월 흰색
채취시기 _ 여름잎, 가을열매	분포지역 _ 남부 지방, 집 주변

▶ 채취와 보관법
一. 가을에 열매, 여름에 잎을 채취하여 말려서 쓴다.

▶ 식용 및 약용법
一. 가을에 성숙한 열매를 따서 껍질과 씨를 빼고 먹거나 껍질만을 그늘에 말려 차茶로 먹는다.

▶ 민간요법
一. 복부팽만 · 위하수에는 덜 익은 탱자를 따서 설탕에 재어 두었다가 복용할 때마다 끓여서 마신다. 탱자에는 소화 효소가 많이 들어 있다.
一. 습진에는 탱자를 삶아서 습진 부위에 바른다. 탱자나무의 잎은 최근 약리 실험에서 각종 세균의 발육을 억제하는 것으로 밝혀졌다.
一. 치통에는 탱자나무 뿌리를 캐서 물로 씻고 적당한 크기로 잘라 물에 삶은 물을 입 속에 넣고 가글을 하고 뱉는다.
一. 두드러기에는 탱자나무의 성숙된 열매를 따서 물에 달여 마시거나 삶은 물을 온 몸에 바른다.
一. 식적食積에는 덜 익은 열매를 물에 달여 먹는다.
一. 피부병에는 잎을 달인 물로 목욕을 한다.

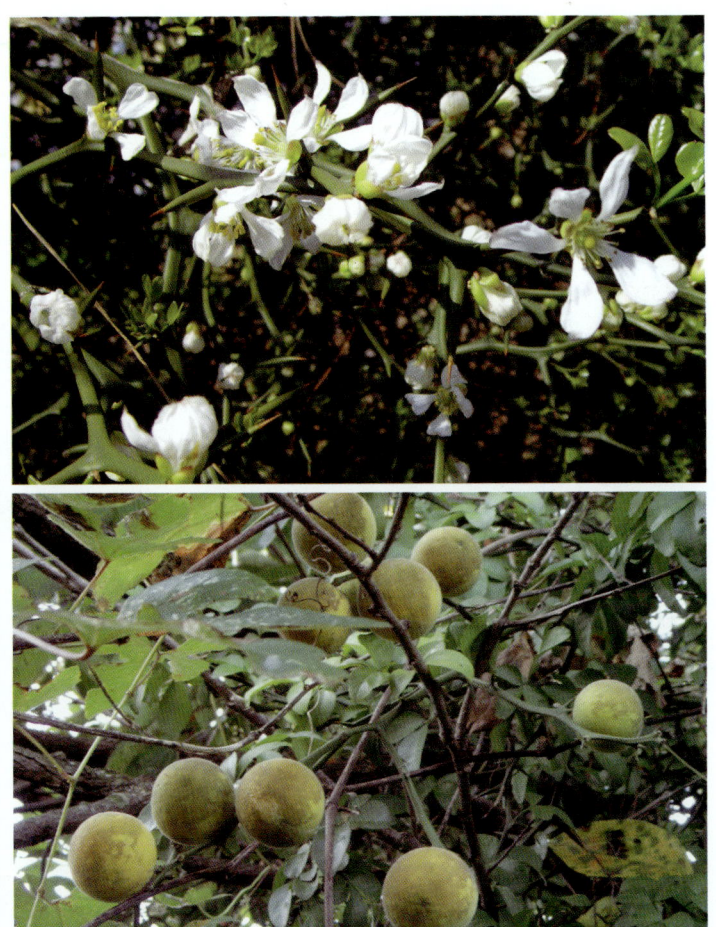

명자나무 Chaenomeles speciosa

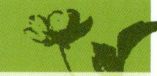

- **한약명** _ 목과木瓜, 노자鬻子
- **다른 이름** _ 명자꽃, 악씨꽃, 얘기씨꽃, 산당화 /
- **약 효** _ 근육경련, 류마티스

이용부위 _ 꽃, 열매 개화시기 _ 4월 붉은색, 흰색

채취시기 _ 봄꽃, 여름열매 분포지역 _ 공원, 꽃밭

▶ 채취와 보관법
一. 봄에 꽃을, 여름에 열매를 채취하여 말려서 쓴다.

▶ 식용 및 약용법
一. 봄에 꽃을 채취하여 그늘에 말려 차茶로 먹는다.

▶ 민간요법
一. 류마티스 관절염에는 명자나무 열매 3개 + 뽕나무 가지 20g을 적당한 크기로 잘라 물에 달여 하루에 3번 공복에 복용한다. 명자나무나 뽕나무는 근골을 강화시켜 주고 염증을 가라앉혀 준다.
一. 근육경련에는 열매를 물에 달여 하루에 3번 공복에 복용한다.
一. 류마티스성 마비에는 열매를 달인 물로 목욕을 한다.
一. 구토에는 꽃을 짓찧어 즙을 먹는다.
一. 각기에는 말린 명자 5g을 물에 달여 하루에 3번 공복에 복용한다.

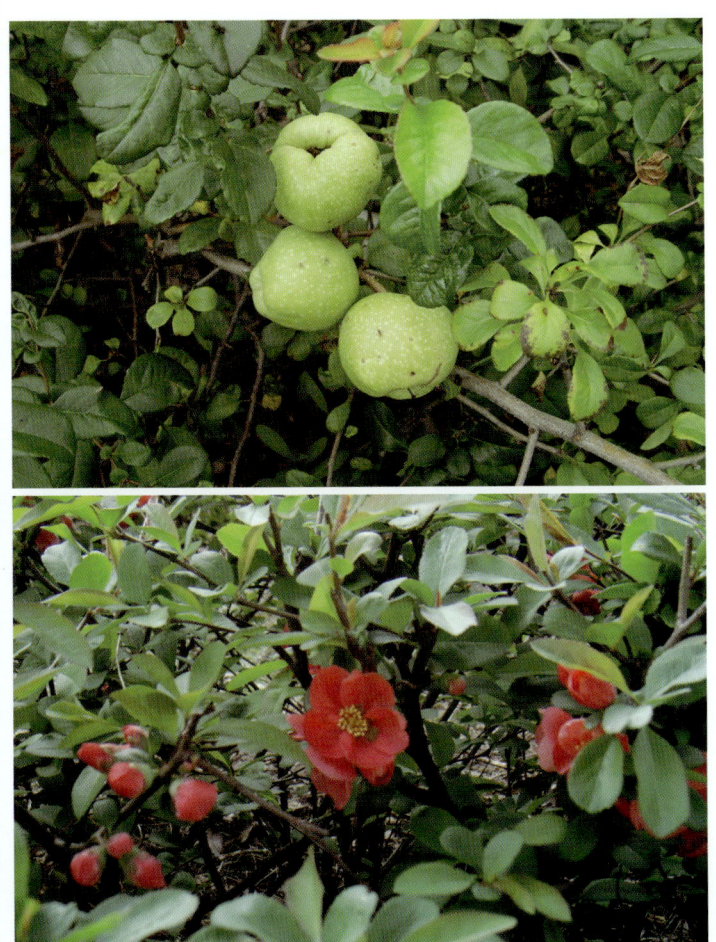

병꽃나무 Weigela subsessilis

- **한약명** _ 없음   • **다른 이름** _ 흰병꽃나무, 붉은병꽃나무, 삼색병
- **약 효** _ 이뇨 작용

이용부위 _ 꽃   개화시기 _ 5~6월 누르스름한 녹색에서 붉은색
채취시기 _ 봄   분포지역 _ 산기슭이나 골짜기

▶ 채취와 보관법
一. 봄에 꽃을 채취하여 말려서 쓴다.

▶ 식용 및 약용법
一. 봄에 꽃을 따서 그늘에 말려 차※로 먹는다.
一. 꽃을 용기에 넣고 19도 소주를 부어 밀봉하여 3개월 후에 먹거나 항아리에 넣고 설탕이나 시럽을 부어 100일 정도 발효를 시킨 후에 효소 1에 찬물 5를 희석해서 먹는다.

▶ 민간요법
一. 두그러기에는 잎이나 열매를 물에 달여 먹거나 달인 물로 목욕을 한다.
一. 타박상에 잎을 짓찧어 환처에 바른다.
一. 골절상에는 열매를 짓찧어 환처에 바르거나 물에 달여 먹는다.

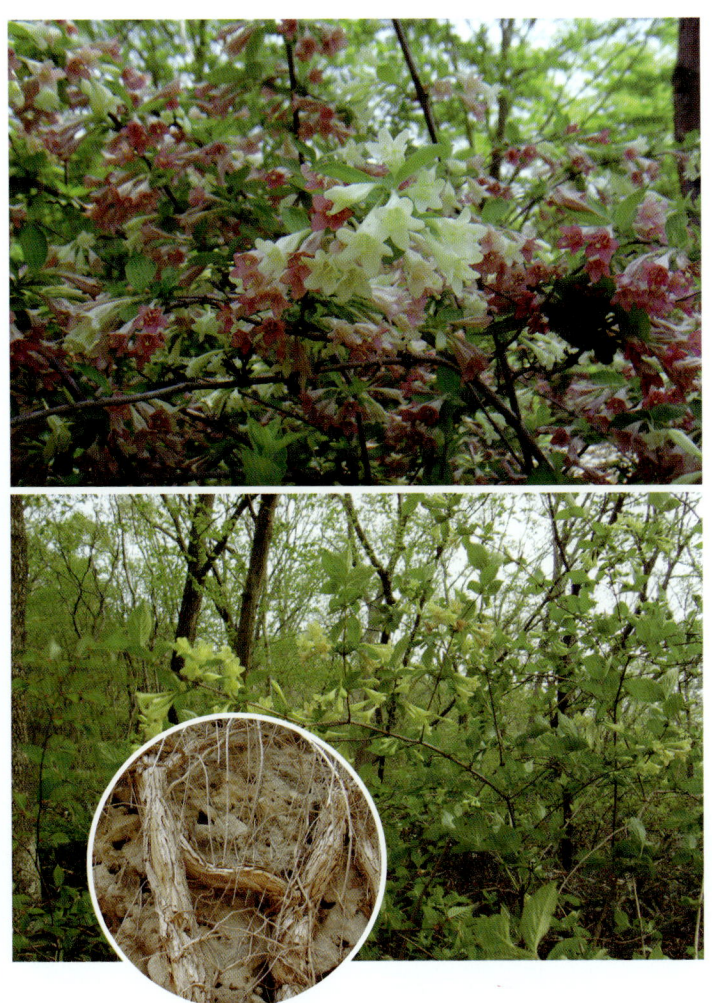

내 몸을 지키는 민간요법
The Folk Remedy of Korea

초판 1쇄 발행 2014년 11월 20일
초판 3쇄 발행 2018년 2월 10일

글·사진 토종약초나무 연구회
펴낸곳 아이템북스
펴낸이 박효완

출판등록 2001년 8월 7일 제2-3387호
주 소 121-896 서울특별시 마포구 서교동 444-15
전 화 02-332-4327
팩 스 02-3141-4347

* 파본이나 잘못된 책은 교환해 드립니다.